# LEÇONS

sur

# LE TABAC

faites

## AU PALAIS DES FACULTÉS DE CLERMONT-FERRAND

par

## A. IMBERT-GOURBEYRE

Professeur à l'École de médecine de Clermont-Ferrand
Commandeur de l'Ordre royal de Charles III
Médecin aux Eaux de Royat

PRIX : 60 CENTIMES

CLERMONT-FERRAND
BOUCARD, LIBRAIRE-ÉDITEUR
RUE DOMAT
1866

# LEÇONS

# LE TABAC

---

## PREMIÈRE LEÇON.

MESSIEURS,

L'an passé, en faisant ici quelques lectures sur une question de médecine (1), je vous disais que les accidents causés par le tabac étaient très-nombreux; que j'espérais vous les raconter un jour, si la permission de vous parler m'était continuée.

Aujourd'hui cette permission, émanant de la haute bienveillance d'un Ministre progressiste, m'est accordée, et je me hâte d'en profiter.

Et puis, je vous le dirai franchement, je tenais à remplir ma promesse. C'était non seulement pour moi une question de parole donnée et à tenir; je voulais encore une fois me trouver en présence de ce public

---

(1) Lectures sur l'Homœopathie. Paris, J.-B. Baillière. 1865.

qui m'a témoigné beaucoup de sympathie, et lui offrir de nouveau mon souvenir reconnaissant.

Aussi je veux vous remercier, Messieurs, en tâchant de vous être utile, et c'est pour cela que je vais essayer de vous démontrer que l'usage du tabac est une habitude funeste et à l'individu et à la société.

C'est là une question digne de l'attention des économistes, des moralistes et des gouvernants. Quant à nous médecins, nous avons été créés par Dieu même les recteurs de la santé des peuples, et nous en sommes responsables par-devant la société. Non seulement nous veillons nuit et jour au lit du malade, nous allons au feu des épidémies en nous offrant souvent nous-mêmes pour premières victimes, mais nous étudions encore le mal jusque dans ses causes, nous poursuivons de nos patientes investigations tous ces agents délétères, générateurs de mille maladies ; non seulement nous nous efforçons de guérir, mais nous tâchons de prévenir, en avertissant les populations des dangers auxquels elles s'exposent trop souvent volontairement.

La science n'est point restée en défaut devant ce poison qu'on appelle le tabac, et dont on use tous les jours et sous toutes les formes ; elle a protesté depuis longtemps, elle a fait entendre de solennels avertissements. Je viens aussi mêler ma voix à ce concert scientifique.

Mais, Messieurs, avant d'entrer en campagne, je suis obligé de prendre mes précautions en stratégiste ha-

bile, et je veux calmer tout d'abord les susceptibilités
très-naturelles et très-légitimes qui pourraient s'élever
du côté des marchands de pipes et de tabac, surtout du
côté du Trésor, qui doit à cette branche de revenu
annuel près de 240 millions, et qui certainement ne
voudrait pas voir diminuer son encaisse.

Et pour parer à toutes ces difficultés, permettez-moi
de vous raconter une histoire, ou plutôt un fait qui
m'est personnel.

Le premier opuscule médical sorti de ma plume était
relatif aux accidents éprouvés par les ouvrières qui
pèlent les *chinois* à Clermont. Lorsque ce petit mémoire
parut, deux honorables confiseurs de cette ville crai-
gnirent sans doute que leur commerce n'en souffrît, et
que la consommation des chinois ne diminuât, grâce
à la publicité des quelques accidents familiers aux
peleuses; ils écrivirent donc une lettre dans le journal
pour contester les faits que j'avais avancés.

C'était, Messieurs, convenez-en, bien mal débuter
dans ma carrière scientifique. Je me tirai de ce mauvais
pas comme je pus, et je pris la plume bien moins pour
affirmer de nouveau ce que j'avais très-bien étudié que
pour rassurer les deux négociants inquiets sur l'avenir
de leur marchandise : je me contentai de leur prédire
que les chinois feraient fortune. Je fus prophète : dix
ans plus tard, mes heureux contradicteurs liquidaient
leur raison sociale par un avoir considérable qui donnait à chacun d'eux plus de 15,000 livres de rente.

*Les chinois* ont donc fait fortune. Il en sera de même

du tabac, ou plutôt sa fortune est faite depuis longtemps; elle grandit tous les jours, et l'on ne sait vraiment où elle s'arrêtera.

Il y a près de trois cents ans que les médecins protes-
tent contre l'usage de cette plante vénéneuse, et, lassés
pour ainsi dire de leurs cris impuissants, poussés par
je ne sais quel dépit illogique, voici maintenant qu'ils
se sont mis la plupart à fumer.

Je n'espère pas, Messieurs, être plus heureux que
mes confrères, et je n'ai pas été plus sage. Je sais d'a-
vance que je n'arrêterai pas le torrent; j'ai conscience,
d'autre part, que je ne nuirai à aucun intérêt.

Quoique je parle au milieu de vos rangs pressés, je
sais très-bien que je pose en ce moment comme saint
Jean prêchant dans le désert; mais que, si par hasard
je parvenais à convaincre un seul de mes auditeurs et
à le détourner de l'usage du tabac, je me déclarerais
satisfait, et je dirais alors, à l'imitation d'un empereur
romain : — Au moins je n'ai pas perdu ma soirée !

## I.

Abordons maintenant l'histoire du tabac, son impor-
tance économique, sa fabrication et sa composition chimique; puis nous passerons aux nombreuses maladies
dont il est véritablement la cause.

La plante qui fournit le tabac nous vient d'Amérique;
elle doit, dit-on, le nom qu'elle porte à une province du
Mexique nommée *Tabaco* , où elle était cultivée en

grande quantité à l'époque de la découverte du Nouveau-Monde; on dit encore que les indigènes du pays donnaient ce nom à la plante elle-même.

Le tabac a reçu dès l'origine des noms divers. Les Péruviens l'appelaient *pétun*, dénomination qui a été conservée longtemps dans nos livres de médecine; dans ces derniers temps elle a été appliquée à ces belles solanées qui décorent nos jardins sous le nom de *pétunias*.

En 1560, Jean Nicot, natif de Nîmes, fut envoyé en Portugal comme ambassadeur par notre roi François II; on lui fit présent à Lisbonne de quelques plants de tabac, apportés récemment de la Floride. L'herbe était déjà réputée merveilleuse contre un grand nombre de maladies.

L'ambassadeur expérimenta sur lui-même la poudre de tabac contre la migraine; il en envoya à Catherine de Médicis, qui était affectée du même mal, ainsi que son fils, le roi François. La reine-mère et son fils prisèrent, les courtisans prisèrent aussi, et bientôt tout le monde se mit à priser; et c'est à ces deux augustes nez que la France doit l'usage du tabac pris sous cette forme; ce qui fit nommer le tabac *herbe à la reine*, *catherinaire* et *médicée*. On ne fut pas ingrat à la cour à l'égard de Jean Nicot, qui avait fait connaître le tabac; car le duc de Guise proposa de l'appeler *nicotiane*, en l'honneur de celui qui l'avait importé.

Quelques mémoires de l'époque rapportent que le grand-prieur de France, de la maison de Lorraine, était un priseur si forcené qu'il consommait trois onces de tabac par jour ; les priseurs désignèrent alors la plante sous le nom d'herbe du grand-prieur, et ce nom fut en vogue pendant quelque temps.

Un religieux d'Angoulême, nommé Thevet, qui avait fait partie d'une expédition au Brésil en 1555, se vantait d'avoir importé la graine de tabac en France quatre ans avant Nicot ; il paraît certain qu'il en sema aux environs d'Angoulême, d'où le nom d'angoulmoise que porta aussi la plante.

— Les amateurs de tabac, les fumeurs de tous les pays, dit un écrivain moderne, doivent avoir pour André Thevet une gratitude sentie et une sorte d'affection chaleureusement expliquée, le culte en un mot que l'on rend à la mémoire de tout homme qui a étendu le cercle de nos jouissances. —

Messieurs, je ne suis pas tout à fait de cet avis, et vous verrez bientôt que le tabac ne fait pas précisément jouir. Les moines, ou religieux missionnaires, ont bien d'autres titres à la reconnaissance publique pour avoir, par exemple, introduit en Europe le quinquina, la fève de saint Ignace et autres médicaments précieux, et, pour le dire en passant, les Jésuites, qui ont rapporté le dindon, n'ont pas été les moins utiles.

Quoi qu'il en soit des prétentions du cordelier Thevet, il est positif que Jean Nicot a été en France le véritable propagateur du tabac, surtout au point de vue médical ; aussi le nom de nicotiane est-il resté justement à la plante, et Linné en a fixé à jamais le souvenir, en appelant botaniquement le tabac *Nico-tiana tabacum.*

Le tabac, qui avait été découvert en Amérique vers 1520, fut réellement importé en Europe par le Portugal et l'Espagne, par un médecin, le docteur François Hernandez, de Tolède. — On racontait alors des choses merveilleuses de la plante au point de vue médical, ce qui la fit nommer aussi *panacée antarctique, herbe à tous les maux, herbe sainte ou divine.* Dès l'origine, le tabac ne fut employé que comme médicament.

Son grand propagateur, Jean Nicot, qui s'était guéri d'une migraine, qui avait envoyé le même remède à la cour de France, avait guéri aussi par ce moyen un de ses amis, M. de Jarnac, gouverneur de la Rochelle, qui était atteint d'asthme, ou de courte haleine, comme on disait alors.

Il paraît que l'ambassadeur s'était acquis une grande réputation de guérisseur, grâce à cette spécialité, témoin l'histoire suivante.

Un général allemand avait un fils atteint d'écrouelles; comme à cette époque les rois de France passaient pour avoir le don de les guérir, le général envoya son fils à Paris, muni d'une lettre de l'empereur pour le roi. On en rit beaucoup à la cour, et on lui conseilla de se confier à M. Nicot, qui le guérit.

C'eût été, Messieurs, un bienfait pour l'humanité, si le tabac fût resté exclusivement à l'état de médicament, si les médecins seuls en eussent conservé la régie et le monopole; mais il est dans la destinée de l'homme d'a-

buser de tout, et de détourner de leur destination véritable, au profit de son sensualisme et à son propre détriment, les plus beaux dons de la nature et de la
création.

Dieu avait créé le pavot pour nous donner un suc
précieux, l'opium, baume consolateur de toutes les douleurs humaines ; mais l'homme devait abuser de ce
bienfait divin, et voici que depuis plusieurs siècles, du
fond de la Chine jusqu'aux rives du Bosphore, des peuples entiers, qui dépassent de beaucoup en nombre les
populations européennes, se sont mis à fumer ce suc du
pavot qui les énerve et les abrutit.

Une plante dont les propriétés médicales sont im-
portantes nous arrive d'Amérique, et il faut que tout
l'ancien monde se mette à fumer du tabac sous toutes
les formes et dépasse en cet art les sauvages, ses premiers maîtres. Cet usage, loin d'être un bienfait, constitue un dommage très-sérieux pour la santé publique,
voire même à un certain degré pour la civilisation.

L'ancien monde a été véritablement vaincu par le
tabac du nouveau continent : permettez-moi de vous
raconter maintenant comment nous sommes devenus
les esclaves de ce singulier et dangereux tyran.

Je vous disais, il y a un instant, que l'usage de priser datait de la migraine de Catherine de Médicis et de
son fils. L'histoire ne dit pas si les deux augustes malades furent guéris, mais elle nous apprend qu'à partir
de ce moment le tabac pris en poudre fit fureur : tout

le monde, riches et pauvres, malades et bien portants,
voulurent avoir dans leur poche une carotte de tabac et
une râpe pour la réduire en poudre ; c'était à qui en
prendrait et en offrirait.

L'usage s'en accrut tellement que, sous les règnes de
Louis XIII et de Louis XIV, il était toléré de se présen-
ter à la cour la râpe en main, le jabot tout saupoudré
de tabac, le nez plus ou moins farci de la poudre, les
joues quelque peu teintes de sa couleur et tous les
vêtements bien parfumés de son odeur (1).

Plus tard, grâce au monopole, qui se chargea de pul-
vériser le tabac pour le public, les râpes firent place aux
tabatières ; celles-ci vinrent étaler tout leur luxe, tandis
que les râpes détrônées allèrent s'enfouir pour mémoire au fond des boutiques de bric-à-brac (2).

Le peuple le plus spirituel du monde devait porter
plus loin que tout autre l'usage de priser ; il était écrit
que les Français auraient beaucoup de nez, même pour
le tabac.

L'habitude de priser était sale et nuisible ; celle de
fumer et de chiquer était bien autre chose. En voici
l'histoire.

Les premiers navigateurs qui découvrirent successivement les diverses parties de l'Amérique, s'aperçurent
bientôt que les indigènes avaient l'habitude de fumer
et de priser le tabac ; ils le fumaient au moyen de petits

(1) Jolly, Etudes hygiéniques et médicales sur le tabac. Paris, 1865.

(2) Louis XVIII, qui prisait beaucoup, préparait lui-même son tabac
avec une râpe d'ivoire. (Fermond , *Monographie du tabac*. 1857.)

bâtons creux, ou de tuyaux d'argile, ou bien en le rou-
lant dans une feuille de palme qui lui servait d'enve-
loppe. La pipe et le cigare sont donc venus d'Amérique,
ainsi que le tabac. Les Indiens le fumaient soit par la
bouche, soit par le nez; il était pour eux un médicament aussi bien qu'un délassement; il faisait partie
des rites religieux, c'était l'encens de leurs divinités.

Ce sont les Anglais qui ont introduit en Europe l'habitude de fumer, près de cent ans après la découverte
du Nouveau-Monde. Le célèbre amiral Drake rapporta
le premier en Angleterre, vers 1586, des pipes des sauvages de la Virginie. Le même vaisseau qui apportait
les pipes apportait aussi pour la première fois à l'ancien continent ce tubercule précieux qu'on appelle la
pomme de terre, aliment utile qui devait compenser
par ses bienfaits tout le mal que le tabac devait
produire comme poison.

Quelques mois avant la double importation de l'amiral Drake, un savant allemand, aussi grand médecin
que célèbre naturaliste, Conrad Gesner, écrivait à un
de ses amis pour le remercier de l'envoi de quelques
feuilles de tabac, et lui rendre compte de quelques
expériences qu'il venait de faire sur cette plante. Il en
avait chiqué une petite quantité, et il avait constaté
comme effet une espèce d'ivresse et de vertige; une
autre fois il en avait jeté un peu sur des charbons ar-
dents, avait aspiré la fumée par les narines au moyen
d'un entonnoir, et les mêmes accidents s'étaient repro-
duits. Il faut convenir que Gesner était bien maladroit

dans l'art de fumer ; il ne se doutait pas que les Allemands seraient un jour maîtres ès art en cette matière.

Grâce à l'importation anglaise, l'usage de fumer se répandit rapidement par toute l'Europe. C'est par les étudiants anglais qui venaient faire leurs études dans les universités de Belgique que la pipe fut introduite dans les Pays-Bas.

Tous les pays du Nord, la Hollande, la Belgique, l'Allemagne, fumaient depuis longtemps, que la France se contentait de priser, défendant encore sa politesse nationale contre un usage qui lui paraissait des plus grossiers ; mais l'heure de la défaite allait sonner, ce qui eut lieu sous Louis XIV. Ce grand roi, qui eut plus d'une faiblesse, eut aussi celle de supporter les fumeurs. Le marin Jean Bart fut l'un des premiers personnages qui introduisit la pipe à la cour ; les filles mêmes du grand roi furent un jour surprises par leur auguste père en flagrant délit de fumer. Bientôt l'usage se répandit dans toute l'armée de terre, et à partir de la guerre de Hollande, sous le ministre Louvois, la pipe envahit les corps de garde et les camps.

L'usage de chiquer paraît avoir été importé par les matelots de diverses nations.

C'est en vain que les rois ont écrit contre le tabac, comme Jacques Ier, roi d'Angleterre ; en vain les empereurs de Russie menaçaient les fumeurs du knout ; en vain les sultans de Turquie et les shahs de Perse les condamnaient à la mutilation ou à la mort ; l'Eglise même avec sa toute-puissance spirituelle avait beau lancer ses foudres contre ceux qui fumaient et prisaient dans les églises, rien ne put dès l'origine s'opposer à l'introduction du tabac dans les habitudes de tout l'ancien continent.

Les écrits de quelques médecins, les opinions même de la Faculté, devaient peu peser dans la balance à côté de lois et de bulles impuissantes.

—Qui pourrait croire, disait un savant médecin à la fin du siècle dernier (1), qui pourrait croire, si ce que nous voyons tous les jours sous nos yeux ne le démontrait, qu'une plante âcre et narcotique, dont la culture enlève aux céréales une quantité considérable de sol, d'engrais et de bras, qui, réduite en fumée, salit les vêtements et les meubles, qui ne peut être employée qu'après avoir subi un certain degré de putréfaction; qui pourrait croire, disait-il, qu'une telle plante puisse plaire au palais, si amateur de mets savoureux, puisse flatter l'odorat, si avide des plus suaves parfums? —

L'opinion des gens délicats n'a jamais pu empêcher cette singulière débauche, cette étrange dépravation de deux sens, le goût et l'odorat, qui, heureusement pour l'honneur de l'homme, sont plutôt les serviteurs de son animalité que de son intelligence.

Aujourd'hui le monde entier fume, prise ou chique; on fume à tous les degrés de l'échelle sociale, on fume en tout temps et en tout lieu. En France, cette habitude n'a pas atteint la gent féminine, et le clergé, ce dernier

(1) Murray, *Apparatus medicaminum*, t. I, Gottingæ, 1795.

rempart des mœurs et du respect, résiste encore en grande majorité. Puisse-t-il ne pas se laisser entraîner bientôt sur toute la ligne !

Depuis longtemps les gouvernements européens ont imposé le tabac ; l'affaire était trop bonne pour qu'en outre ils n'en prissent pas le monopole. Jamais impôt ne fut plus légitime et plus moral, puisqu'il porte plutôt sur un plaisir que sur un besoin réel et sérieux.

Cet impôt est aujourd'hui une des plus grandes ressources de la fortune publique ; pour vous en donner une idée, voyez seulement en France quelle a été sa marche ascensionnelle depuis soixante-dix ans.

A la fin du siècle dernier, l'impôt sur le tabac ne rapportait au Trésor que de 20 à 30 millions ; en 1860, le revenu était de 178 millions. Arrive le décret du 19 octobre 1860, qui surélève le prix de la denrée à 25 0/0. En 1861, l'impôt rapportait 215 millions. C'est surtout depuis la révolution de juillet que cette branche de revenu a progressé extraordinairement ; car pendant quarante ans, chose remarquable, son chiffre était resté à peu près stationnaire, tel qu'il était à l'époque de la révolution française. Dans ces dernières trente années, le prix du tabac a réellement octuplé ; l'an dernier il a dû atteindre 240 millions (1). Depuis la surélévation de l'impôt, c'est-à-dire depuis 1860, il a progressé de 7 à

(1) Ce chiffre ne représente en réalité que le produit brut de la vente des tabacs par le gouvernement ; il faut en défalquer l'achat des matières premières, et le prix de fabrication. Le produit net est au moins de 80 pour 0/0

8 millions par an. Que si l'on se base sur l'accroissement actuel, vu le grand nombre d'individus qui ne fument pas encore, et qui sont en majorité; et s'il ne se fait point de revirement dans les mœurs, ce qui est plus que probable, on peut prévoir que d'ici à cinquante ans le tabac formera le quart ou peut-être le tiers de notre revenu public; il y figure aujourd'hui pour un neuvième.

On peut encore calculer que, si le Gouvernement n'augmente point ses dépenses, il lui sera facile, grâce au tabac, dans un temps donné plus ou moins prochain, d'amortir toutes ses dettes.

On s'élève depuis longtemps contre les emprunts d'Etat, et l'on a tort. En France, c'est un thème d'opposition; toutefois, à chaque emprunt, les opposants sont les premiers à prêter au Gouvernement plus qu'il ne leur demande; ils ont raison d'avoir confiance dans la fortune du pays. Il faut bien du reste qu'ils se rassurent : si jamais la patrie des écus était en danger, les fumeurs se chargeraient de sauver la caisse, et à ce point de vue-là, il faut les saluer comme les premiers patriotes du monde; et, attendu que l'argent est vraiment le nerf de la guerre, avec leur petite artillerie de pipes et de cigares, les fumeurs sont aussi puissants dans leur genre que les gros canons de la France, qui nous ont gagné, annoncé et fêté tant de victoires.

Voulez-vous savoir maintenant ce que vous consommez de tabac dans le département du Puy-de-Dôme, et ce que vous, descendants de Vercingétorix, vous fumez

de cette drogue pour subvenir aux besoins de la patrie?
Je dois les chiffres suivants à la bienveillance de Messieurs de la régie de Clermont.

En 1855, le département avait consommé 171,817 kilogr. de tabac de toute nature; l'an dernier, cette consommation s'est élevée à 210,454; elle a donc augmenté de près d'un tiers dans l'espace de dix ans.

En 1865, vous avez consommé en tabac à chiquer 680 kilogr.; en tabac à priser, 94,494; en tabac à fumer, 100,603; et en cigares, 14,676; total, 210,454 kilogr., ce qui fait environ 330 grammes de tabac pour chacun des 600,000 habitants du Puy-de-Dôme.

Vous prisez presque autant que vous fumez, ce qui est l'inverse des autres départements (1), où la consommation du tabac à fumer est beaucoup plus considérable; et heureusement pour vous, vous chiquez en bien petit nombre.

En 1860, on avait calculé que le département où l'on fumait le plus était celui du Nord; il était coté à 1,795 grammes par tête d'habitant, tandis que dans la Charente, le Tarn et la Lozère, le débit individuel pour l'année entière n'était que de 100 à 150 grammes. Dans le Puy-de-Dôme, on fume le double des départements où l'on fume le moins, et le sixième environ des départements où l'on fume le plus.

(1) Sous le ministre Necker, le tabac à fumer ne figurait que pour un douzième dans la consommation du tabac en France; aujourd'hui, il dépasse de plus d'un tiers la consommation du tabac à priser, et l'écart tend à devenir de jour en jour plus considérable.

Vous êtes donc un peu à la queue de l'échelle des fumeurs français. Je dois vous en féliciter au point de vue de votre santé ; mais, laissez-moi vous le dire, j'ai bien peur que vous ne réclamiez de l'avancement, et que vous ne montiez bientôt en grade.

Il n'est pas étonnant, Messieurs, qu'en présence d'un revenu si énorme, le Gouvernement ait monopolisé le tabac, et qu'il se soit fait lui-même fabricant et débitant de cette marchandise. Il existe à cette heure dix grandes manufactures impériales où l'on fabrique annuellement plus de vingt millions de kilogr. de tabac. L'Algérie en cultive pour son compte près de trois millions environ ; la France fournit le reste, en dehors de l'importation des tabacs étrangers, et c'est un vaste débouché pour l'agriculture dans les départements où la plante est cultivée.

Le genre nicotiane en botanique comprend une trentaine d'espèces ; toutes peuvent être cultivées pour la préparation du tabac ordinaire, attendu qu'elles jouissent des mêmes propriétés ; mais on préfère les espèces à feuilles larges et bien entières, comme le *Nicotiana tabacum*, qui sert de type au genre.

On a calculé que nos consommateurs de tabac avaient dépensé en France, depuis cinquante ans, plus de cinq milliards de francs.

Le Gouvernement écoule sa marchandise par l'intermédiaire de près de 40,000 débitants de tabac.

Et à propos de cette industrie gouvernementale, j'ai entendu dire, Messieurs, qu'un grand Ministre, notre

compatriote, lors du passage de l'Empereur dans sa
ville natale, avait presque promis ou offert à ses con-
citoyens, comme largesse impériale, une manufacture
de tabac : ce serait sans doute une véritable fortune
pour notre pays.

Toutefois, que si j'avais l'oreille du Ministre, j'oserais
lui dire : — « Excellence, de grâce, plutôt une école de
droit qu'une manufacture. Les gens de Riom, vos compatriotes, ont trop d'esprit pour fabriquer du tabac.
Cette Cour impériale, où vos succès d'avocat nous fai-
saient présager à tous votre haute destinée et vos
triomphes d'orateur comme Ministre d'Etat, cette Cour
attend de vous une institution en harmonie avec les
mœurs et les traditions locales. Puisque nous rendons
la justice, puissions-nous aussi enseigner le droit!
Excellence, donnez-nous donc une école, et toute la
province d'Auvergne vous bénira. »

## II.

Pourquoi le tabac cause-t-il chez l'homme des accidents divers, plus ou moins redoutables? C'est parce
qu'il est un véritable poison.

La chimie, au moyen de ses analyses, est allée y
découvrir une substance des plus actives qu'on appelle
nicotine, avec laquelle on a fait des expériences nombreuses sur les animaux. Ce poison a été justement
comparé à l'acide prussique, dont il se rapproche chi-
miquement par sa composition. Comme lui, il éteint la

vie avec une rapidité effrayante. On a pu tuer des
caniches en trois ou quatre minutes, en leur faisant
avaler une seule goutte de nicotine.

On ne connaît encore chez l'homme que deux exemples d'empoisonnement par cette substance : le premier
a été le résultat d'un crime resté célèbre dans les annales
de la justice et de la science. Il a eu lieu il y a quinze
ans. C'est l'empoisonnement de Fougnies par le Comte
de Bocarmé, son beau-frère. La malheureuse victime
mourut en cinq minutes. On doit à un chimiste belge,
M. Stas, d'avoir pu découvrir, par des procédés d'analyse
qui sont restés, la nature du poison qui avait été administré dans ce drame épouvantable.

En 1858, à Londres, un individu eut le malheur de
boire à un flacon plein de nicotine : il tomba à terre,
foudroyé immédiatement. On le porta de suite dans une
chambre voisine : ce n'était plus qu'un cadavre.

Tel est, Messieurs, le poison contenu dans le tabac
que l'on cultive, que l'on fabrique, qu'on vend et qu'on
consomme tous les jours dans le monde entier, en
quantités incalculables depuis trois cents ans ; plante
aujourd'hui beaucoup plus répandue sur le globe que
le blé, qui sert à notre alimentation.

Si le tabac, dont on fait un si grand usage, ne produit
pas des accidents aussi terribles que ceux de la nicotine,
cela tient uniquement aux doses habituellement em-
ployées et à la manière de s'en servir.

Le tabac fumé, chiqué ou prisé, pourrait à la rigueur
empoisonner mortellement, s'il était pris en quantité

suffisante pour constituer une certaine dose de nicotine, comme nous en verrons quelques exemples. Mais que si par malheur on avalait, par la bouche supérieure ou inférieure, la quantité de tabac que l'on fume tous les jours, surtout si on le prenait en décoction, on mourrait à rangs de porte, et très-rapidement; et dans ces conditions, tout le monde pourrait parfaitement se tuer avec quelques centimes de tabac.

Si nous échappons quotidiennement à la mort dans l'usage que nous faisons de cette plante vénéneuse, nous n'en sommes pas moins exposés à une foule d'accidents ou de maladies, comme je vous le démontrerai bientôt.

L'acte de fumer constitue une véritable opération chimique qu'il est important de connaître. Dans cette combustion, il se forme d'un côté un résidu liquide qui constitue le jus de pipe, ou de cigare, mélangé des produits de la fumée, résidu qui contient une huile empyreumatique, un extrait amer et de la nicotine; d'un autre côté, il se dégage de la fumée qui renferme aussi de la nicotine, plus de l'acide carbonique, de l'ammoniaque et du carbone pur.

Ces spirales de fumée que le fumeur, plongé dans une douce rêverie, regarde parfois amoureusement tournoyer dans l'air et y mourir, ces spirales célébrées par tous les poètes qui ont chanté le tabac, sont dues uniquement à l'action de la lumière sur du carbone arrivé à un état de division infinitésimale.

Donc, en dehors de la nicotine, le fumeur est soumis

par le procédé d'inhalation à l'action de deux autres substances nuisibles, l'acide carbonique et l'ammoniaque, qui agissent probablement pour leur compte dans les accidents produits.

Le poison du tabac étend sa puissance délétère sur tout ce qui vit dans la nature, depuis la plante jusqu'à l'animal, depuis les animaux inférieurs jusqu'à l'homme. En voici la preuve.

Placez quelques mites de fromage sous un microscope, et faites arriver dessus le courant de la fumée d'une pipe ordinaire ; en quelques secondes, ces petits animaux chancellent, leurs membres sont convulsés, et ils paraissent morts. Mêmes résultats sur les mouches, les abeilles et les guêpes. Sous l'influence de la fumée du tabac, les grenouilles succombent lentement, les oiseaux très-rapidement. Les symptômes sont très-marqués sur les chats, les lapins, les chiens et les cochons. Sur les chiens, la fumée du tabac a beaucoup plus d'énergie que celle de l'opium.

Mettez un caniche ou un chat dans une chambre contenant trois cents pouces cubes d'air, et faites-y arriver la fumée de huit grammes de tabac ; les symptômes d'empoisonnement se déclareront dans les premières quinze minutes, et la mort aura lieu dans le second ou le troisième quart d'heure.

La vie des végétaux subit aussi les mêmes influences, puisqu'on a vu périr en peu de temps des orangers, des chrysanthèmes et autres plantes, qu'on avait placées à dessein dans une atmosphère de tabac.

Puisque le tabac contient un poison si énergique, il ne faut pas s'étonner à priori des accidents nombreux qu'il peut produire chez l'homme. Il empoisonne positivement l'organisme à des degrés bien divers. Il existe un empoisonnement aigu et un empoisonnement chronique. Etudions d'abord les phénomènes du premier.

Voyez ce qui se passe en général, quand on fume pour la première fois. Quelques minutes après avoir aspiré le tabac en combustion, l'apprenti fumeur pâlit, son front et ses mains se couvrent d'une sueur froide ; il chancelle, pris de tremblements et de vertiges ; le pouls se ralentit, devient petit et irrégulier, la respiration difficile ; le débutant malheureux se met à saliver, puis surviennent des nausées, des vomissements et des coliques avec évacuations.

Tel est le tableau abrégé de cette espèce d'ivresse tabagique, apprentissage obligé pour la plupart des fumeurs ; la leçon est sévère, mais ces premiers accidents ne les arrêtent pas.

Pour produire ces symptômes, qui s'apaisent assez rapidement en quelques heures, il suffit quelquefois de quelques bouffées de fumée. On a vu des gamins s'amuser à fumer pendant quelques instants des pipes vides, mais *culottées*, suivant l'expression consacrée, et éprouver tous les accidents de l'empoisonnement aigu.

Les débutants n'en sont pas toujours quittes à aussi bon marché ; parfois l'empoisonnement devient excessivement grave : en voici deux exemples.

J'ai vu, dit un médecin anglais, un jeune homme

2

qui venait de fumer pour la première fois ; il présenta les symptômes ordinaires de l'empoisonnement par le tabac à un degré qui inquiéta beaucoup les assistants. Le malade avait une sensation de mort presque imminente, le cœur avait presque cessé de battre, la poitrine était comme entourée d'un cercle de fer, et toutes les fois qu'il voulait respirer il était pris d'une douleur affreuse, comme électrique. Cet état spasmodique se prolongea pendant plusieurs heures.

Voici un fait bien plus grave encore raconté par un autre médecin anglais. — Un jeune homme de dix-neuf ans s'apprenait à fumer depuis deux jours ; après avoir fumé une pipe entière, il est pris tout à coup d'une forte défaillance et de vomissements ; s'étant un peu remis, il rentre chez lui pour se mettre au lit ; là, il tombe dans un état de stupeur ; il est oppressé et se met à râler. On court en toute hâte chercher un médecin ; à son arrivée le malade était pâle, les yeux abattus, les conjonctives rouges, les pupilles insensibles à la lumière, la droite était fortement contractée, la gauche dilatée et anguleuse ; le corps était dans un état de contraction générale, les poignets fermés convulsivement, et la respiration continuait à être râlante. Après divers traitements, les accidents diminuèrent le lendemain pour se prolonger jusqu'au troisième jour.

Pris par d'autres voies et sous d'autres formes, le tabac peut empoisonner, même mortellement, et il existe à ce sujet une foule de faits dans la science.

La médecine populaire a souvent employé le tabac en

application externe contre la gale, la teigne, les hydro-
pisies et les rhumatismes, et beaucoup d'individus ont
été empoisonnés par ce procédé; on raconte même que
tout un escadron de hussards allemands, voulant frauder
la douane, s'était appliqué sur la poitrine du tabac en
feuilles. Quoique fumeurs intrépides, tous furent pris
sans exception de céphalalgie, de vertige et de vomissements.

Beaucoup de gens sont morts par du tabac avalé volontairement, ou par imprudence, ou mélangé à des
aliments par des mains criminelles. Tout le monde
connaît l'histoire du poète Santeuil, empoisonné mortellement à un repas chez le prince de Condé, par du tabac
à priser jeté dans un verre de vin.

Un enfant de quinze ans qui avait avalé de la saumure
de tabac dans une manufacture de la régie, mourut en
une heure.

Les vapeurs ou fumées de tabac, inhalées autrement
que par le procédé de la pipe ou du cigare, ont été parfois très-nuisibles, et même mortelles.

Dans un incendie de manufacture impériale, quatre
soldats étaient venus porter secours et avaient respiré
longtemps la fumée d'énormes quantités de tabac en
combustion. Ils furent pris d'accidents très-graves carac-
térisés par de l'ivresse, du vertige, de la dyspnée, du
relâchement des membres et des convulsions tétaniques.

Fourcroy raconte qu'un individu qui avait passé la
nuit dans une chambre où l'on avait pulvérisé une
grande quantité de tabac, en mourut.

-- Un jeune homme de dix-sept ans était venu voir son oncle qui occupait une chambre étroite et fort peu aérée. L'oncle rentra le soir en compagnie de deux camarades, et tous trois se mirent à fumer jusqu'à minuit. Les deux amis s'étant retirés, l'oncle voulut se coucher auprès de son neveu ; mais au moment d'entrer dans le lit, il s'aperçut que son neveu était tout froid ; ce malheureux était mort de congestion cérébrale, empoisonné par la fumée du tabac (1).

Nos annales ont enregistré malheureusement un grand nombre de faits d'empoisonnement mortel chez des individus atteints de hernie ou de constipation, qui voulaient, ou chez lesquels on avait voulu combattre ces accidents par le moyen de décoction de tabac donnée en lavement. Ces accidents sont arrivés nombre de fois à des médecins traitant, et en pareil cas la mort a eu lieu avec une rapidité effrayante, dans l'espace d'une ou de deux heures; on l'a même vue survenir dix-huit minutes après l'ingestion du médicament.

Tant il est vrai que les médecins ne sauraient être trop prudents dans l'administration des doses, quand ils emploient des substances actives; ils se meuvent la plupart, comme je vous le disais l'an passé, dans une

(1) Ce simple fait doit donner une idée du danger que l'on court en vivant habituellement dans l'atmosphère des cafés et des estaminets. Cet air insalubre doit être pour beaucoup d'individus la cause de maladies chroniques très-diverses : question qui n'a pas encore été malheureusement assez étudiée. On sait qu'un grand nombre de personnes, surtout des femmes et des enfants, ne peuvent séjourner quelque temps dans un milieu nicotinisé sans éprouver des maux de tête, des nausées, des éblouissements, même des syncopes.

posologie étroite et dangereuse, et c'est un immense
service rendu par Hahnemann à la science, quand il est
venu leur apprendre qu'ils devaient et pouvaient abaisser de beaucoup les doses médicamenteuses, sans quoi
ils exposaient leurs malades à des accidents sérieux,
comme on ne le voit que trop souvent. — On lit dans
M. Trousseau (1), et son livre est le *vade mecum* de tous
les médecins français, qu'on peut donner le tabac en
décoction à l'intérieur à la dose de 1 à 2 grammes.
Que si l'on suivait de pareilles doses, il en résulterait
souvent des accidents redoutables, et même la mort.
Gregor, médecin anglais, a vu les symptômes les plus terribles arriver par un lavement qui contenait 2 grammes
de tabac, et le docteur Copland cite un cas de mort rien
qu'avec 1 gramme 1/2. Pereira prétend qu'on ne doit
pas dépasser 15 ou 20 grains, c'est-à-dire 1 gramme.
Ces doses sont encore trop fortes. Le célèbre toxicologiste anglais Taylor affirme qu'on peut tuer un adulte
avec 1 gramme de tabac. Les doses quasi officielles
sont effrayantes en réalité; mais rassurez-vous à cet
endroit, l'emploi médical du tabac est heureusement
abandonné par la très-grande majorité. En vous initiant
à nos querelles d'école, comme je l'ai fait l'an passé,
vous voyez, Messieurs, que les homœopathes ont été
parfaitement fondés à reprocher à leurs honorables confrères l'abus des doses massives; c'est pourquoi j'ose
conseiller aux allopathes de prendre fort en considéra-

(1) Traité de thérapeutique.

tion tout ce qu'a dit Hahnemann à ce sujet : la question
en vaut bien la peine.

D'un autre côté, c'est un fait bien remarquable et
même providentiel que le tabac, poison énergique, qui
est à la disposition de tout le monde, et qui, trouvé sur
un individu soupçonné d'en avoir empoisonné un autre,
ne peut pas, à la rigueur, servir de pièce de conviction ;
il est remarquable, dis-je, que ce même tabac ne soit
pas employé quotidiennement dans un but criminel,
car les faits d'empoisonnement de ce genre sont très-
rares dans les annales de la justice (1).

Telle est l'histoire de l'empoisonnement aigu ; et si
j'étais obligé d'en faire la description sommaire dans sa
forme la plus grave, je vous dirais avec nos grands toxi-
cologistes que le tabac produit alors des vomissements,
du vertige, du délire, le relâchement musculaire, le
tremblement, l'anéantissement des forces, l'algidité de
la peau avec sueurs froides, des convulsions, des paralysies et la mort.

Abordons maintenant l'empoisonnement chronique ;
cet empoisonnement a lieu presque exclusivement chez
les fumeurs, les priseurs et chiqueurs de profession, et
chez les ouvriers des manufactures de tabac.

Les fumeurs, par exemple, après avoir payé un premier tribut à l'usage du tabac, quoique par l'habitude

(1) Toutefois le toxicologiste Taylor affirme qu'il est assez fréquent,
dans les maisons de débauche de l'Angleterre, de jeter du tabac en poudre dans les boissons, pour plonger dans l'ivresse tabagique les individus
que l'on a intérêt à dépouiller et à voler.

ces premiers effets disparaissent, quoique un grand
nombre puissent fumer quotidiennement sans accidents
bien notables, les fumeurs, dis-je, ne doivent pas toujours se croire quittes à aussi bon marché ; il faut que
ceux qui usent du tabac sous une forme quelconque
soient bien persuadés qu'ils s'exposent volontairement à
de nombreux accidents plus ou moins graves, et que, si
parmi eux il en est un certain nombre, je ne sais dans
quelle proportion, qui échappent à ces dangers, il en
est beaucoup aussi, et le nombre en est plus considérable qu'on ne le croit communément, qui en sont réellement victimes à des degrés bien divers.

Et même les fumeurs d'habitude peuvent, par exception, subir tous les accidents de l'empoisonnement aigu,
lorsque, par extraordinaire, ils se mettent à fumer plus
que de coutume. On cite l'observation de deux individus qui firent le pari de fumer de suite, l'un dix-
sept pipes et l'autre dix-huit ; ils en moururent
tous les deux. Un fumeur de profession se mit un
jour à fumer vingt-cinq pipes dans son après-dîner ;
il en résulta un empoisonnement presque mortel. Un
médecin a vu arriver des accidents très-sérieux chez
un fumeur qui avait fumé de suite neuf forts cigares.

Il y a deux ans, un médecin publiait dans les journaux allemands une observation d'empoisonnement
très-sérieux survenu chez un homme de quarante-qua-
tre ans, grand fumeur d'habitude, dû tout simplement
à ce qu'il avait fumé, dans l'espace de quatre heures,
quatre cigares faits avec du tabac du Kentucky.

Il n'est pas rare du reste d'entendre dire à la plupart des fumeurs qu'ils se sentent fatigués, toutes les fois qu'ils dépassent leur consommation quotidienne de tabac. Mais j'ai hâte d'arriver à l'empoisonnement chronique, et de dérouler devant vous le tableau des nombreuses maladies qui constituent son histoire.

Nous parlerons successivement des maladies du système nerveux, de la circulation et de la respiration, et enfin de celles qui portent sur la digestion.

On peut dire que le tabac agit surtout sur le système nerveux; c'est même dans cette sphère qu'il produit les plus grands ravages.

Il hébète d'abord le cerveau; de là la lenteur des conceptions, l'affaiblissement de la mémoire, une espèce d'abrutissement intellectuel; il paralyse les sens de l'ouïe et de la vue. Les grands oculistes n'hésitent pas aujourd'hui à considérer l'amaurose comme une suite assez fréquente de l'usage du tabac; ils en ont cité de nombreux exemples. Sur trente-sept cas d'amaurose, un médecin anglais a compté vingt-trois fumeurs de premier ordre. Vous avez entendu dire souvent qu'une bonne prise de tabac éclaircit la vue : vous voyez que c'est tout le contraire chez les fumeurs.

Il y a beaucoup de sourds parmi les fumeurs, et les médecins qui s'occupent spécialement des maladies de l'oreille se sont empressés de signaler le tabac comme cause assez fréquente de surdité; j'en ai rencontré pour mon compte plusieurs cas.

Le tabac agit surtout sur les nerfs du mouvement, et

par conséquent sur la fibre motrice, ainsi que le démontrent les expériences sur les animaux que l'on empoisonne avec le tabac, et chez lesquels on produit à
volonté des convulsions et de la paralysie, ainsi que
l'attestent également les faits d'empoisonnement aigu
chez l'homme. A priori, il doit en être de même dans
l'empoisonnement chronique, ce qui est justifié par
l'observation.

On a vu des convulsions, comme la danse de Saint-
Guy, et même l'épilepsie, déterminées par le tabac ; on
a cité un jeune étudiant qui était arrivé à l'état d'idiotie
épileptique, par suite d'ivresse permanente du tabac.
Charles Hastings dit n'avoir jamais vu de cas d'épilepsie
aussi grave que celui d'un enfant de douze ans qui
avait pris l'habitude de fumer outre mesure depuis deux
années environ ; il ne guérit que lorsqu'il cessa de
fumer.

Le tabac a été accusé avec raison de causer le ramol-
lissement du cerveau, l'apoplexie, et par suite la paralysie des membres, et en particulier ces paralysies
plus ou moins complètes que l'on appelle ataxie
locomotrice ; ces jours derniers, j'en voyais un triste
exemple chez un homme de trente-huit ans, paralysé
par deux attaques qu'il avait été chercher en fumant
d'une manière immodérée.

Aujourd'hui les fumeurs peuplent les maisons d'alié-
nés, sujets qu'ils sont à cette forme d'aliénation que l'on
a appelée la paralysie générale et progressive, et qui a
pris depuis trente ans surtout un développement inusité,

qui coïncide exactement avec les progrès de l'habitude
de fumer, qui date surtout depuis cette époque. Cette
maladie, qui était très-rare autrefois, a crû en raison
directe de la progression constante du rendement de
l'impôt sur les tabacs.

Un phénomène que l'on constate assez souvent chez
les fumeurs, c'est le tremblement des mains, tremblement quelques fois continu, d'autres fois accidentel, et
survenant après l'opération de fumer. Je connais un
médecin qui tremble des mains toutes les fois qu'il vient
de fumer.

Ce même tabac qui agit si bien sur la fibre motrice
pour la convulser et la paralyser, y détermine aussi sur
le trajet des nerfs et des muscles des douleurs plus ou
moins vives. J'ai donné des soins à un jeune homme de
cette ville pris de temps en temps de névralgies atroces
à la tête; il a couru toute espèce d'eaux minérales
pour se guérir. Ce sont des névralgies causées par
le tabac : la preuve, c'est qu'ayant cessé peu à
peu de fumer, il a fait diminuer de beaucoup sa
maladie. Qu'il cesse entièrement, et je lui promets
sa guérison complète. Il m'écoute peut-être en ce
moment; puisse-t-il m'écouter tout à fait sur la question du tabac !

Ajoutez à cela que les fumeurs sont quelquefois sujets à de violentes migraines; j'en ai été moi-même
victime pendant plus de vingt ans, ce qui m'a aidé singulièrement à rompre depuis deux ans avec cette habitude funeste et tyrannique.

On rencontre fréquemment chez les fumeurs une maladie très-pénible : c'est le vertige.

J'ai soigné pendant trois années un de mes clients qui depuis huit ou dix ans avait continuellement du vertige en marchant ; il avait fumé toute sa vie impunément jusqu'à l'âge de cinquante ans, et ce n'est qu'à cette époque qu'avaient commencé les accidents. Frappé de l'impuissance de mes remèdes contre cette maladie chronique, je finis par soupçonner que ce devait être un vertige de tabac. Mon client fumait trois ou quatre pipes par jour ; je devinai juste, car il guérit en cessant tout simplement de fumer.

Une observation du même genre a été faite, il y a une dizaine d'années, dans un journal allemand. C'était un médecin, fumeur passionné, qui, depuis dix-sept ans, était pris habituellement d'accès de vertige ; ils avaient lieu plusieurs fois par jour et duraient plusieurs minutes, suivis d'un état de faiblesse. Ce docteur eut le bon esprit de cesser de fumer, et guérit.

Cet accident de vertige doit être fréquent à l'état chronique ; nous avons déjà vu qu'il se produit habituellement chez tous ceux qui fument pour la première fois.

Vous voyez, Messieurs, avec quelle puissance le tabac peut agir chez nombre de fumeurs sur tout le système nerveux : il en est le véritable poison. C'était du reste facile à prévoir, d'après tous les exemples connus de l'empoisonnement aigu, et d'après toutes les expériences directes faites sur les animaux.

Le tabac est aussi le poison du cœur et de la respiration.

Il y a quatre ans, le docteur Beau signalait plusieurs cas d'angine de poitrine qu'il avait constatés chez de grands fumeurs, maladie qui tue le plus souvent d'une manière foudroyante. Ces faits n'ont rien d'étonnant; ils sont confirmés par les expériences faites directement sur les animaux avec la nicotine.

J'ai connu le beau-frère d'un de mes amis, mort en quelques minutes d'une angine de poitrine, et laissant une veuve inconsolable. Il fumait beaucoup; pour moi, c'est là la véritable cause de sa mort; il jouissait d'ailleurs d'une santé magnifique.

L'abaissement du ton de la voix est aussi un phénomène que tout le monde a pu constater chez les fumeurs. C'est principalement sur les ténors que cette modification se fait sentir. Avis donc aux chanteurs et orateurs de toute espèce; et qui ne connaît, du reste, la voix rauque et désagréable du véritable *culotteur* de pipes?

Il y a deux ans, un médecin, M. Decaisne, appelait l'attention du corps médical sur les intermittences du cœur et du pouls, causées par l'usage excessif du tabac, surtout chez les fumeurs de cigares. Sur quatre-vingt-huit grands fumeurs, il a rencontré vingt fois les intermittences. Ces accidents disparaissaient chez eux par la cessation de l'usage du tabac, et revenaient par la reprise de cette funeste habitude.

On a comparé avec raison la nicotine à la digitaline,

qui est considérée aujourd'hui comme le poison du cœur le plus énergique. Quelques expériences faites en Allemagne sur les animaux démontrent que la nicotine agit puissamment sur le système nerveux régulateur des mouvements du cœur.

J'ai vu moi-même aux eaux de Royat un fumeur intrépide de *londress*. Grâce au tabac, il éprouvait depuis plusieurs années, de temps en temps, des accidents très-inquiétants du côté de la poitrine.

Rien n'est plus fréquent d'ailleurs que de rencontrer chez les fumeurs des oppressions et de la gêne dans la respiration.

J'arrive maintenant à diverses maladies du tube digestif. Mentionnons en passant la chute des dents, les inflammations chroniques de la bouche, du gosier et du pharynx. Il suffit au médecin d'inspecter la bouche d'un individu pour constater *de visu* s'il est fumeur ou non.

Le tabac enraye positivement la digestion ; les sauvages de l'Amérique le savaient bien, puisque dans leurs voyages ils avaient l'habitude d'avaler des pilules de tabac mélangées de craie pour paralyser la faim. — C'est un fait connu de tout le monde que les grands fumeurs mangent peu, et de là viennent des dyspepsies, des gastralgies, des constipations rebelles, et un amaigrissement général. Nos journaux de médecine sont pleins de ces observations d'affections intestinales plus ou moins graves provoquées par le tabac.

Mais le fait le plus sérieux, c'est que le tabac produit

facilement en divers points de l'économie cette maladie horrible qu'on appelle cancer, cancer des lèvres, de la langue et de l'estomac.

Ces faits sont attestés par les plus grands chirurgiens de l'époque tant en France qu'à l'étranger. C'est une chose bien connue dans la marine, que bon nombre de matelots qui ont l'habitude de chiquer meurent de cancers à l'estomac; il en est de même pour beaucoup de fumeurs. On a dit qu'un des plus grands philosophes français, le célèbre Malebranche, mourut de cette maladie; dans les dernières années de sa vie, il avait contracté la funeste habitude de la chique, et à ce propos on est en droit de se demander à quoi lui avait servi toute sa philosophie.

Je n'en finirais pas, Messieurs, si je voulais vous détailler toutes les nombreuses maladies déterminées par le tabac. J'en ai dit assez avec cet abrégé sommaire.

Les accidents causés par le tabac varient beaucoup suivant les individus, suivant l'espèce de tabac employée et suivant la manière dont on en use.

Le tabac le plus dangereux de tous est le tabac français, par la simple raison qu'il est le plus chargé de nicotine. Les tabacs du Levant, comme le Latakié, en contiennent fort peu. Ceux de la Havane et du Maryland n'ont que 2 p. 0/0 de nicotine, tandis que les tabacs de Virginie et du Kentucky en ont 6, et la plupart des tabacs français jusqu'à 7 p. 0/0. Le tabac du Lot, ou de la manufacture impériale de Tonneins, contient 7,36 0/0 de nicotine; c'est le plus fort, ce que savent très-bien les fumeurs de profession, qui le recherchent de préférence.

Des trois formes sous lesquelles on prend le tabac, la plus dangereuse est celle de chiquer; la moins dangereuse est celle de priser ; fumer est intermédiaire. Il vaut mieux fumer la pipe que le cigare ou la cigarette, parce que par ce dernier mode tous les produits de la combustion arrivent directement dans la bouche, tandis qu'ils se déposent en partie dans le tuyau de la pipe (1).

Le cigare a l'inconvénient de mettre les fumeurs dans le cas de mâcher et de déglutir les sucs du tabac ; c'est pourquoi il est moins dangereux de fumer avec une longue pipe, comme la pipe turque ou *kalioun*, que de fumer cette pipe écourtée nommée à juste titre *brûle-gueule*. Le narghilé des Orientaux, espèce de pipe à plusieurs tuyaux, où les produits de la combustion sont obligés de passer par un récipient contenant un liquide parfumé qui les dissout en partie, ce narghilé doit causer peut-être moins d'accidents. Il est fâcheux que cette pipe des sérails et des harems ne soit pas devenue de mode ; mais elle a l'inconvénient d'être peu portative, et de fournir une fumée qui n'a aucun

(1) Le cigare est plus dangereux que le tabac ordinaire ; car, dans la préparation du tabac à fumer, la fermentation lui fait souvent perdre les deux tiers de sa nicotine, transformée en ammoniaque, tandis que le tabac destiné aux cigares ne subit pas cette perte ; de sorte que le cigare, à poids égal, est trois fois plus riche en nicotine que le tabac à fumer ordinaire. — Un savant médecin allemand, Siebert, a avancé que *les maladies nerveuses sont devenues plus fréquentes chez les hommes, depuis que le cigare a détrôné la pipe.*

attrait pour une bouche européenne, accoutumée à des tabacs fortement nicotinisés.

C'est une habitude détestable que d'avaler la fumée dans la poitrine, ou de la rejeter par le nez. C'est offrir au tabac une surface considérable et puissante d'inhalation, et favoriser toutes les chances d'un empoisonnement chronique et redoutable.

Tel est, Messieurs, l'exposé des accidents nombreux et divers causés par le tabac. Je connais d'avance toutes les objections que peut soulever ce thème scientifique. Aussi, dans ma prochaine leçon, avant d'étudier l'influence du tabac sur la société, serai-je obligé de me prendre corps à corps avec les fumeurs, les chiqueurs et les priseurs, pour répondre sur toute la ligne à leurs objections. Elles sont vivaces et nombreuses, d'autant que les passions sont comme les journaux : elles ne veulent recevoir ni communiqués ni avertissements, et encore moins être frappées de suspension dans leurs prétendues jouissances.

Dans cette discussion, je tâcherai de faire sans exagération la part de la science et de la vérité, tout en laissant, sous certaines conditions, une toute petite part à l'usage prudent et rationnel du tabac.

Et quoi qu'en disent les opposants, il n'en est pas moins incontestable, d'après tout ce que je vous ai dit, que le tabac est un véritable poison, funeste en bien des circonstances à une foule d'individus.

Pourquoi faut-il, Messieurs, que nous ayons reçu de l'Amérique un aussi triste présent au milieu de

toutes les richesses dont elle nous a comblés? Et
le poison tabac n'est pas le seul que le Nouveau-
Monde nous ait octroyé. Il en est un autre bien
plus actif, bien plus redoutable, que je ne veux pas
nommer.

Et que de réflexions doivent surgir à-ce sujet dans
l'esprit de tout homme accoutumé à voir les choses de
haut, lorsqu'il contemple, l'histoire en main, ce double
courant du bien et du mal sur lequel marche incessamment l'humanité !

Tandis que Christophe Colomb, dont la sainteté éga-
lait le génie, s'élançait à la découverte de l'Amérique
pour l'enfanter à la civilisation chrétienne, des conqué-
rants avides et farouches suivaient bientôt ses pas. Ils
étaient mus par la soif de l'or. L'histoire a raconté
toutes les atrocités que les Européens ont commises sur
les populations indiennes, et si elle a béni la mémoire
de Christophe Colomb et de Las Casas, elle a justement
flétri celle des Pizarre et des Cortès.

Reportez-vous un instant avec moi, je vous prie,
vers les premiers temps de la conquête. Voyez le long
des rives du Meschacebé fuir ces malheureux Indiens
traqués comme des bêtes fauves, et s'enfonçant dans
leurs forêts vierges pour échapper à l'oppression de
leurs cruels vainqueurs.

Ne vous semble-t-il pas qu'à ce moment un vieux
Sachem, prenant la parole au milieu de sa tribu éplo-
rée, eût pu lui tenir ce langage :

« Mes amis, le destin nous accable. Les Européens

ont porté la dévastation dans nos paisibles contrées.
Malédiction et mort à ces hommes cupides qui sont
venus prendre l'or enfoui dans les entrailles de nos
terres, le diamant que roule le sable de nos rivières,
nos aromates, nos bois précieux et nos écorces salu-
taires ! — Le grand Esprit qui régit le monde ne lais-
sera pas impunis tant de forfaits. Ils nous ont enlevé
nos biens, notre sol, nos femmes et notre liberté.
Mais consolez-vous, en échange de tant de ruines, nous
leur avons donné deux poisons, le tabac et un autre
plus terrible encore : l'Amérique est suffisamment
vengée ! »

Ainsi aurait pu parler le vieux Sachem des
savanes; et l'on peut ajouter que, dans ce triste
échange, les vainqueurs ont aussi doté les Indiens
d'Amérique d'un nouveau poison, en retour des
deux premiers qu'ils en avaient recus; car ils leur
ont appris l'usage des boissons alcooliques qui les a
abrutis.

Et à cette heure, ces trois poisons se donnent pour
ainsi dire la main et déciment le monde entier, chacun à leur manière et dans la sphère de leur puissance.

Les maladies qu'ils engendrent sont de la classe de
celles que l'on va chercher de gaîté de cœur. Que si
on peut aller les chercher, on peut donc par contre les
éviter.

Ce sont des poisons auxquels on ne peut se soustraire que par la fuite, et c'est pourquoi je vous dis en

terminant, avec je ne sais quel poète latin que je complète :

*Fugite à Venere, Baccho et tabaco.*

Je ne traduis pas par respect pour la portion féminine
de cet auditoire, et par respect aussi pour vous, Messieurs, qui êtes presque tous de savants bacheliers.

———————————

# DEUXIÈME LEÇON.

Je suis bien sûr, Messieurs, qu'en sortant de ma der-
nière leçon, grand nombre de mes auditeurs ont émis
sur le sujet traité des jugements fort divers.

J'aurais voulu, par curiosité, me trouver au milieu
de la foule qui s'écoulait à ce moment du palais des
Facultés : j'aurais entendu bien des conversations dif-
férentes, et certainement j'en aurais fait mon profit.

Quoi qu'il en soit, les uns ont dû dire : — Oh ! nous
connaissons le professeur ; c'est un homme qui ne man-
que pas d'imagination. Il a voulu soutenir sa thèse. Il
y a peut-être quelque chose de vrai au fond ; mais son
tableau des accidents causés par le tabac était plein
d'exagération ; il faut nécessairement en rabattre. Il a
mis un certain art à grouper les faits ; on connaît l'art
de grouper les chiffres ; c'est toujours le même procédé.

D'autres ont dit à coup sûr : — Mais voici vingt ans,

trente ans que je fume, et je n'ai jamais été malade.
Mes amis fument comme moi, et je ne vois pas qu'ils
s'en portent plus mal. A entendre le professeur, tout le
monde devrait mourir de l'usage du tabac, et l'on ne
meurt pas plus que d'habitude. En France même, la
moyenne de la vie humaine a augmenté ; et si le tabac
avait une si grande influence sur la santé publique, vu
son usage généralement répandu, il y aurait nécessairement un abaissement considérable de cette moyenne.

Voyez les Allemands, a-t-on pu dire encore : c'est
le peuple le plus studieux et le plus savant qui existe ;
c'est pourtant un peuple de fumeurs. — Et tous les journalistes de Paris ne font-ils pas chaque soir leurs articles le cigare à la bouche ? En ont-ils moins de verve
et d'esprit ?

On a probablement poussé aussi cet autre argument :
— Mais le tabac n'est pas si mauvais que le professeur
a bien voulu le dire. On le recommande et on l'emploie
en médecine. D'ailleurs, j'ai consulté mon médecin, et
il m'a dit que le tabac était bon pour mon tempérament. —

Je ne sais pas même si, parmi les opposants, il ne se
sera pas trouvé un confrère bienveillant qui, prenant
un air très-doctoral devant son client confiant et ébahi,
aura démoli ma thèse scientifique, en niant ou atté-
nuant les faits, et prétendant qu'on dompte du reste
les accidents par l'habitude.

Enfin, je ne doute pas que tous les lettrés de mon
auditoire n'aient dû répéter en chœur ce que disait

Molière et ce que Thomas Corneille a traduit en des
vers célèbres :

> Quoi qu'en dise Aristote et sa docte cabale,
> Le tabac est divin ; il n'est rien qui l'égale ,
> Et par les fainéants, pour fuir l'oisiveté,
> Jamais amusement ne fut mieux inventé.
> ..............................
> C'est dans la médecine un remède nouveau ;
> Il purge, réjouit , conforte le cerveau,
> De toute noire humeur promptement le délivre,
> Et qui vit sans tabac n'est pas digne de vivre.

Ces vers n'ont été appliqués qu'au tabac à priser ,
c'est-à-dire à la forme peut-être la moins dangereuse
sous laquelle on prend le poison. L'innocent mensonge
du comique et du poète va devenir une triste réalité,
si vous me permettez de parodier ces mêmes vers de la
manière suivante, en l'appliquant au tabac pris sous
toutes les formes :

> Quoi qu'en dise *un fumeur* et sa docte cabale,
> Le tabac est *poison;* il n'est rien qui l'égale ;
> Et par les fainéants *aimant* l'oisiveté,
> Jamais amusement ne fut mieux inventé.
> ..............................
> C'est dans la médecine un *poison tout* nouveau.
> Il *endort, paralyse, abrutit* le cerveau,
> *De son activité* promptement le délivre,
> Et qui vit *de tabac ne saurait très-bien* vivre.

Hâtons-nous , Messieurs, de quitter Pégase pour re-
tomber dans la prose , et répondre à toutes les objections qui ont été posées.

I.

Pour faire en cette matière la part exacte de la science et de la vérité, permettez-moi de développer deux propositions qui donneront une solution à la plupart des objections faites.

1re PROPOSITION. — Il est des individus qui peuvent impunément fumer toute leur vie. —

Ceci est un fait d'observation incontestable. Une fois le tribut plus ou moins payé à l'usage du tabac par l'ivresse due à une première pipe ou un premier cigare, bientôt l'accoutumance se fait, l'organisme ne se révolte plus ; et si l'on ne fume pas avec excès, on peut en général se livrer à cette jouissance sans éprouver jamais d'accidents sérieux.

C'est là, Messieurs, une grâce d'état dont les fumeurs privilégiés doivent remercier la Providence. Le poison de la nicotine qu'ils absorbent tous les jours est éliminé régulièrement de leur corps par les émonctoires naturels, par les reins, les poumons et la peau.

L'habitude est une seconde nature, disait Galien, et avant lui Hippocrate avait dit dans ses aphorismes que les choses auxquelles on s'est accoutumé, quoiqu'elles soient nuisibles, nuisent pourtant moins que celles qui ne sont point aussi usitées, et qu'il faut par conséquent accorder quelque chose à l'accoutumance.

Cette théorie de l'habitude est très-vraie en pratique, si bien que nous, médecins, nous sommes obligés d'ac-

corder un peu de vin aux ivrognes de profession, même
lorsqu'ils sont atteints de maladies graves. Il est en outre
quelquefois de précepte de ne pas rompre brusquement
avec une habitude acquise. C'est ce qui a fait dire à
Néander, vieux médecin allemand, qui écrivait sur le
tabac il y a 250 ans : — Quand on aura l'intention de
laisser l'usage de fumer, il ne faut pas tout à coup
changer la coutume, laquelle approche de bien près
la nature en puissance. —

Un médecin m'a raconté à ce sujet un fait fort
curieux. Un grand fumeur de profession venait d'être
interné à la prison Mazas, où on lui avait supprimé
immédiatement l'usage du tabac. Voici qu'il est frappé
de paralysie dans l'un de ses bras. On lui permet de
fumer derechef, et la paralysie disparaît.

Ceci rentre, Messieurs, dans les phénomènes isopa-
thiques, espèce d'homœopathie, non plus par les sem-
blables, mais par les égaux : phénomènes malheureusement trop peu étudiés, et qui sont destinés à jouer
dans l'avenir un rôle important en thérapeutique.

Telle est la puissance de l'habitude; et comme conclusion, permettez-moi de vous dire qu'avant d'en
prendre de mauvaises, comme celle du tabac, il faut y
regarder à deux fois, car tous ne peuvent pas fumer
impunément; ce qui m'amène à une seconde proposition.

2me PROPOSITION. — Il est des individus qui ne
peuvent jamais fumer sans être malades, et qui son
obligés d'y renoncer : ce sont les réfractaires. Il en est

3

d'autres qui ne profitent du bénéfice de l'habitude
que pour un temps, et qui finissent par devenir victimes des divers accidents causés par le tabac. —

Tout cela ressort de l'observation et ne se démontre
pas autrement que par les faits.

Beaucoup d'entre vous ont peut-être été tentés de
mettre en doute les nombreux accidents attribués au
tabac : c'est le moment de les confirmer.

Tout ce que je vous ai dit à ce sujet, je ne l'ai point
inventé ; tous ces faits sont consignés dans nos archives
scientifiques. Un grand nombre de médecins et d'ob-
servateurs intelligents de tous les pays nous les ont ré-
vélés ; mais je dois éviter, dans cet enseignement populaire, un luxe d'érudition qui me serait facile. Ici je
dois me contenter d'affirmer : que ceux qui voudront
étudier la question à fond se donnent, comme moi, la
peine d'aller chercher les preuves où elles se trouvent.

Je vous citerai seulement les *Etudes médicales et
hygieniques sur le tabac* du docteur Jolly, études toutes récentes, qui ont fait grande sensation dans le monde
scientifique ; l'auteur en donnait communication l'an
passé à l'Académie impériale de médecine, dont il est
membre. Ce savant médecin, auquel j'ai emprunté
beaucoup, et que j'ai cité plus d'une fois textuellement,
s'exprime ainsi au sujet des accidents causés par le
tabac : — « Les faits, il m'a été bien facile de les
trouver pour les suivre et les étudier partout où j'ai pu
les rencontrer, dans les individus, dans la famille, dans
la société, dans les maisons de santé, dans les hôpitaux,

dans les manufactures de tabac, en France et à l'étranger; et, s'il faut le dire, les résultats de cette enquête
sont tels, que je voudrais pouvoir me les dissimuler à
moi-même, et que j'ose à peine les faire connaître,
tant ils sont tristes, tant j'en demeure étonné. »

J'ai sous les yeux un excellent traité de toxicologie,
publié récemment à l'étranger par un médecin hollan-
dais (1). L'auteur énumère plus de vingt maladies diffé-
rentes causées par le tabac, en citant à l'appui les noms
d'un grand nombre de médecins qui les ont observées.

J'affirme qu'il existe encore un plus grand nombre de
maladies tabagiques qu'on n'en a cité, par la simple
raison que ces maladies sont le plus souvent des maladies chroniques, et que dans cette classe il y a une
foule d'accidents qui n'ont pas de nom ou d'étiquette
nosologique, et qui n'en sont pas moins de fâcheuses
réalités.

Les médecins qui s'amusent à nier ou à atténuer les
faits, feraient beaucoup mieux d'étudier la question que
de la trancher sans examen préalable; et, je ne crains
pas de le dire, si à cette heure on faisait pour le
tabac la même enquête que pour l'agriculture, les faits
connus seraient amplement confirmés, et ils formeraient
avec les nouvelles données un des tableaux les plus tristes
et les plus effrayants.

J'ajoute que le médecin qui voudra porter son attention sur les abus du tabac finira par découvrir dans son

(1) Van Hasselt, *Handbuch der Giftlehre*. Braunschweig, 1862.

cabinet une foule de maladies pour lesquelles on viendra réclamer les secours de son art, et qui ont leur point de départ dans l'usage quotidien de la plante vénéneuse; mais il faut pour cela que le médecin connaisse à fond les effets possibles du tabac, et qu'il soit doué en outre d'une grande puissance d'observation.

La moyenne de la vie humaine peut s'être élevée en France par des causes multiples, ce qui n'empêche pas le tabac d'avoir contribué pour sa part à la mortalité; et cette mortalité fût-elle au fond insignifiante, peut-on nier d'un autre côté qu'il empoisonne l'existence de beaucoup d'individus en les frappant d'une foule d'infirmités trop réelles?

Et qui vit de tabac ne saurait très-bien vivre.

Ce qui fait illusion en cette matière, c'est que le fumeur qui a momentanément le privilége de l'immunité, croit qu'il en est de même pour tous ses coreligionnaires : c'est l'histoire du conscrit qui se figure qu'on revient toujours de la bataille avec de l'avancement, des médailles ou des croix, sans tenir compte des blessés et des morts.

Et il est à priori de toute impossibilité que des organismes qui absorbent tous les jours des quantités de nicotine n'en soient pas morbidement impressionnés.

Ne dites pas que la violence du tabac s'émousse par l'habitude. C'est vrai pour beaucoup, c'est faux pour un plus grand nombre encore. S'il y a une habitude qui préserve, et je vous ai déjà fait cette concession, il y a

aussi par contre une habitude qui nuit et qui tue, et
c'est là le grand danger pour les fumeurs, chiqueurs et
priseurs de profession ; l'habitude devient tyrannique,
et c'est alors que le poison fait ses plus grands ravages.
Je n'ai pas la prétention de rien vous apprendre à ce
sujet : regardez autour de vous, car les faits pullulent.

Puisqu'il existe une immunité relative pour bon
nombre d'individus, on demandera peut-être où commence l'abus. Sir Benjamin Brodie, savant médecin
anglais, a, dans une lettre extrêmement populaire, ap-
porté le secours de son autorité aux médecins qui con-
damnent le tabac ; toutefois il ne s'exprime qu'avec une
extrême modération, soutenant qu'il y a là, comme pour
le thé, le café, l'alcool et autres substances stimulantes,
un besoin instinctif qui doit être respecté.

Le médecin anglais a trouvé, je ne sais où, un singulier commentateur qui borne l'usage licite et normal à
six pipes et trois cigares par jour : dose énorme qui en-
lèverait rapidement l'immunité à la plupart des fumeurs
privilégiés.

Il est impossible de fixer la dose prudente au-dessous
des doses évidemment toxiques : c'est là une question
d'individualité. Tel fumeur pourra impunément fumer
plusieurs pipes ou cigares par jour, tandis que son voi-
sin s'intoxiquera avec la même dose, et ne jouira
de l'immunité qu'à la condition de fumer une seule fois
dans les vingt-quatre heures ; toutefois il est évident
que c'est surtout chez les grands fumeurs que l'on constate les accidents les plus fréquents et les plus sérieux.

En principe, l'abus du tabac commence le jour où l'on fume pour la première fois, et ce serait perdre son temps que de vouloir déterminer pour chacun avec précision où finit l'usage prudent de cette substance.

Que si vous me demandez maintenant, pour tous ceux qui usent du tabac d'une manière quelconque, combien il en est qui ne ressentent aucun effet fâcheux de cet agent toxique, je vous dirai franchement que je n'en sais rien ; il y a là une proportion difficile à établir avec des éléments variables de doses, d'âge et de voies d'absorption. Toutefois, je crois être encore au-dessous de la vérité, en soutenant que la moitié au moins doit être atteinte plus ou moins gravement par le poison du tabac, en tenant compte de tous les accidents possibles.

On a voulu contester les effets désastreux du tabac sur l'intelligence, et alors on s'est mis à parler des Allemands, des journalistes, des écrivains et des hommes célèbres qui fument beaucoup et impunément, et, bien entendu, on a oublié de citer dans cette nomenclature tous ceux qui en avaient souffert.

Il en est plus de trois que je pourrais nommer.

On lit même dans le savant traité d'hygiène du docteur Becquerel que la fumée de tabac amène « un léger état de stimulation cérébrale, sous l'influence de laquelle l'esprit est plus lucide, le travail plus facile, l'intelligence plus ouverte. »

Ici, Messieurs, la question est trop grave pour que je
ne la traite pas à fond : il s'agit de savoir si le tabac
nous donne de l'esprit, ou s'il nous en ôte.

Le docteur Becquerel est à peu près le seul médecin
parmi les allopathes qui ait osé émettre cette opinion
singulière et erronée; il est contredit d'ailleurs par la
plupart de ses confrères de la même école, et à plus
forte raison par les travaux consciencieux des disciples
de Hahnemann, qui, à l'exemple de leur maître, font
de l'action pathogénétique des médicaments une étude
si exacte et si approfondie.

Que nous dit, en effet, l'école homœopathique, d'accord en cela avec tous les faits signalés par l'école
rivale?

Elle nous enseigne que le tabac produit une forte
envie de dormir après les repas, de l'insomnie nocturne,
une mélancolie sombre, parfois de l'angoisse, de l'inquiétude, de l'agitation, *de l'éloignement pour le travail et la conversation, de l'affluence d'idées confuses,
du vertige et de la pesanteur excessive de tête.*

J'en ai dit assez, Messieurs; et, je vous le demande,
voyez-vous dans tous ces effets primitifs du tabac, qu'il
me serait très-facile de vous démontrer par des cita-
tions, voyez-vous, dis-je, tous les symptômes « d'un
esprit plus lucide, d'un travail plus facile, d'une intelligence plus ouverte? »

Je n'insisterai pas davantage sur tous ces détails
scientifiques, et je ne veux faire appel maintenant qu'à
votre bon sens pratique, à l'observation personnelle de

tous mes auditeurs. Dites-moi, avez-vous jamais vu que les *culotteurs* de pipes fussent habituellement des gens d'intelligence et d'esprit?

Je vous défie de me citer un homme de valeur qui puisse trouver dans le tabac une plus grande puissance de travail et de conception. On peut être intelligent, quoiqu'on fume ; et combien de belles intelligences, d'un autre côté, ont été amoindries et ont péri par le tabac !

J'en appelle aux fumeurs eux-mêmes ; ils savent très-bien qu'on ne peut pas se livrer à un travail sérieux de composition en fumant.

L'acte de fumer est un hébètement cérébral passager. Vous pouvez décorer cet état du nom poétique de rêverie ; mais voir là une source de fécondité et de puissance intellectuelle, c'est ce qui est contredit par les faits.

On dit qu'il faut avoir de l'esprit pour en perdre, et il est des intelligences privilégiées qui peuvent impunément, sous ce rapport, s'exposer aux dangers du tabac ; mais vous, jeune homme, qui n'êtes pas même encore bachelier en lettres, en droit ou en médecine, et qui probablement n'avez rien à perdre, pourquoi iriez-vous, en fumant, compromettre votre léger bagage intellectuel? Vous devriez songer plutôt à l'augmenter, et, à coup sûr, ce n'est pas avec le tabac que vous ferez fortune en aucun genre (1).

(1) Dans une école du Gouvernement bien connue, on peut compter chaque année, au terme des études, autant de *fruits secs* que d'élèves

On parle de littérateurs qui fument; mais, Messieurs, croyez-le bien, nos grands et immortels ouvrages ne sont pas nés du tabac. L'homme de génie, a dit Gœthe avec raison, ne fume pas; et en disant cela l'immortel auteur d'outre-Rhin s'est chargé de répondre tout seul à l'objection tirée des fumeurs allemands.—Et ces journalistes parisiens, qui, dit-on, composent leurs articles le cigare à la bouche, ce ne sont pas leurs *premiers-Paris*, je vous le jure, qui les feront passer à la postérité.

Et je dirai à tous ceux qui ont reçu le don de l'intelligence (1), à ces hommes qui sentent en eux-mêmes la puissance de l'instrument que Dieu leur a donné, et qui vivent habituellement dans les hautes régions où les nobles pensers éclosent de nobles cœurs : — Ne fumez pas; il y a là pour vous un danger.

Je comprends le café pour les hommes intelligents, et encore sous condition ; je ne comprends pas le tabac.

On a appelé à juste titre le café une boisson sociale, une boisson intellectuelle ; mais peut-on trouver quelque chose de social et d'intellectuel dans le tabac, qui

qui se sont spécialement distingués dans les exercices de la pipe ou du cigare. (JOLLY.)

(1) Un médecin anglais, le docteur Richardson, a publié l'an passé une brochure intitulée : *Pour et contre le tabac* (*For and against tobacco*. London, 1865) Il n'admet pas comme suffisamment prouvée l'influence fâcheuse de cette substance sur les facultés mentales; et entre autres preuves contradictoires, il cite notre Empereur, qui, dit-il, « est considéré comme l'homme le plus capable de France, vu sa haute intelligence, et qui pourtant est un fumeur si déterminé qu'il ne quittait pas même le cigare sur les champs de bataille de l'Italie. »

a pour effet primitif d'*éloigner de la conversation* et d'hébéter le cerveau ?

Le café a été créé tout exprès pour le Français. Le tabac n'est pas fait pour le peuple le plus spirituel du monde ; il n'est pas français, et il faut le laisser à l'Anglais flegmatique, au lourd Allemand et au Turc abâtardi.

Et vous comprenez maintenant qu'il n'y a pas un médecin sérieux qui puisse ordonner le tabac comme habitude et comme nécessité de tempérament, la santé étant incompatible avec l'absorption quotidienne d'un poison.

Vous dites que vous avez consulté votre médecin ; mais si cela est vrai, votre docteur ne peut être dans l'espèce qu'un homme fort léger et fort ignorant. Vous avez été victime d'un conseil banal et irréfléchi, et voilà tout. Dites-moi, vous n'avez peut-être pas payé la consultation : vous avez eu raison, elle n'en valait pas la peine.

Et, à ce propos, on peut dire que le tabac est un ennemi invisible qui fait sans qu'on s'en doute les plus grands ravages. Il pénètre tous les jours et de tous les côtés dans la place, parce qu'il n'y a pas de grandes gardes pour l'observer, c'est-à-dire de médecins qui en étudient et signalent les effets désastreux. Il a ses entrées d'autant plus libres, qu'il est d'accord la plupart du temps avec ces mêmes sentinelles médicales qui souvent en usent pour leur compte, le tolèrent pour les autres, le recommandent quelquefois, et même en nient le danger, au moins quant à la fréquence et à la gravité.

— On dit encore pour la défense du tabac qu'il est employé comme médicament, et qu'on peut bien en user, puisque les médecins l'utilisent.

Et c'est là précisément ce qui le condamne, et ce qui me fait conclure logiquement à sa suppression absolue, en dehors de la pratique médicale.

Ne vous ai-je pas dit l'an dernier que le véritable médicament est nécessairement un poison; qu'il ne puise sa puissance thérapeutique que dans son pouvoir morbifique; qu'il ne peut faire du bien que parce qu'il fait essentiellement du mal; qu'agent nuisible à l'économie, il ne devient agent curateur que dans l'état de maladie; que de sa qualité de drogue ou de poison dérivent fatalement la nécessité et l'habitude de ne l'employer qu'à de très-petites doses? Et encore les petites doses de la médecine ordinaire sont-elles souvent trop fortes, ce qui a amené une fraction notable du corps médical à les abaisser jusqu'à des proportions infinitésimales.

Cela est si vrai que le tabac, manié même par les médecins, a été plus d'une fois l'occasion d'accidents terribles et même mortels, comme je vous l'ai déjà dit; et c'est ce qui en a poussé plusieurs à fulminer contre lui une excommunication complète de l'exercice de notre art.

Et tous ces médecins, laissez-moi vous le dire, n'ont été que des maladroits et des ignorants. Ils ont été des maladroits, car, pour faire du bien à leurs malades, au lieu de leur nuire si gravement, ils n'avaient qu'à abaisser la dose.

Ils ont été des ignorants : la preuve, c'est que, s'il fallait supprimer le tabac à cause de sa trop grande activité, il faudrait en même temps supprimer l'opium, la belladone, la digitale ou l'arsenic, et tous nos médicaments actifs ou poisons, lesquels, suivant les doses, ont la puissance de faire du mal tout autant que le poison tabac, qui se trouve dans toutes les poches.

Il n'y aurait plus alors de médecine possible, à moins de la faire consister dans l'administration d'un verre d'eau sucrée ou de tisane d'orge ; et vraiment, en présence de l'abus des doses massives, et de cette polypharmacie honteuse qui est la plaie de notre art, je me demande si le plus souvent cela ne vaudrait pas mieux.

Remercions Dieu, Messieurs, au contraire, de ce qu'il a créé le tabac et les autres poisons à l'usage de l'homme malade. On lit dans le livre de l'Ecclésiastique ce passage remarquable : — La guérison vient du Très-Haut, car c'est lui qui a créé les remèdes de la terre, et l'homme prudent ne les repoussera pas : *Non abhorrebit illa. (Eccl.* c. 38.)

Ce simple texte prouve à lui seul que les remèdes sont des poisons, que les poisons ont été créés pour le soulagement et la guérison de nos maux, et qu'ils ne doivent point être repoussés par l'homme prudent, c'est-à-dire par le médecin, qui doit en connaître toute la puissance et en user avec sagesse et ménagement.

Et c'est pour toutes ces raisons et autres que je vous ai prêché l'an passé l'idée hahnemanienne, désirant qu'elle fasse le tour du monde pour éclairer l'intelligence de tous mes frères dissidents; l'avenir de la médecine, en tant que thérapeutique, est là, et ce même tabac est encore une belle démonstration du principe fondamental de la doctrine.

Ce médicament, qui a été si mal administré par les médecins, et dont ils ont perdu la tradition, il faut aller à l'école de Hahnemann pour l'étudier à fond et en comprendre toutes les applications possibles; et si j'en avais le temps, je vous démontrerais que le tabac, qui produit le vertige, les convulsions, la paralysie, la névralgie, les douleurs intestinales, l'asthme, etc., est aussi, sous certaines conditions, un excellent remède contre ces mêmes maladies; mais il faut vous contenter de ce simple aperçu.

Dès le commencement de son importation en France, le tabac avait surtout été employé comme médicament.

Il existe un règlement de police du temps de Louis XIII et du cardinal de Richelieu (1635), qui défendait la vente de cette drogue à tout autre qu'aux apothicaires, sous peine d'une amende de quatre-vingts livres parisis, et interdisait son usage jusque dans l'intérieur des maisons, sous peine de la prison et du fouet. Les rares apo-

thicaires d'autrefois sont remplacés par les quarante
mille débitants d'aujourd'hui, qui reçoivent une prime
d'encouragement à l'effet de vendre le plus de tabac
possible, avec permission pour le consommateur de fumer à toute heure et en tous lieux. Que les temps sont
changés !

En principe, le tabac devrait être réservé exclusivement à l'exercice de la médecine et n'être employé que
comme médicament. Est-il nécessaire de dire que cette
plante célèbre a bien dévié de sa destination primitive,
et que cet absolu que je pose est un rêve irréalisable,
en présence des habitudes prises et des intérêts majeurs
qui s'y rattachent?

Il faut bien conclure; car je vous ai promis dans ma
première leçon de laisser une toute petite part à l'usage
prudent et rationnel du tabac. Voici ma thèse.

L'usage rationnel du tabac, je viens de vous le dire, ne
peut exister qu'en médecine, dans le cas de maladie; il
ne peut pas y en avoir d'autre (1).

L'usage prudent, c'est l'usage concédé à la faiblesse
humaine, sous la réserve d'en user très-modérément,

(1) Les substances qu'on nomme médicaments ont un pouvoir d'anéan-
tir les états contre nature et dangereux qu'on appelle maladies, propor-
tionné à celui qu'elles possèdent de rendre malades les corps qui se portent bien ; leur unique destination est de transformer la maladie en santé.
Hors du cas de maladie, les médicaments nuisent à la santé ; ils n'ap-
partiennent donc pas au régime de la vie naturelle. En faire fréquemment usage, les introduire dans le régime diététique, c'est détruire
l'harmonie des organes, miner la santé et abréger la vie. Médicament
salutaire pour l'homme en santé, est une proposition dont les termes im-
pliquent contradiction. (HAHNEMANN.)

sous la condition aussi de la grâce d'état qui vous permet de jouir du bénéfice de l'habitude ; et encore, dans cette hypothèse, userez-vous toujours du tabac à vos risques et périls.

Et c'est là, Messieurs, ce que j'entends par usage prudent et rationnel du tabac. Vous ne vous attendiez peut-être pas à une conclusion aussi rigoureuse. Que voulez-vous ? je suis ici pour vous dire la vérité, et non pour vous flatter dans vos passions et vos habitudes dangereuses.

Vous pouvez user du tabac tant que vous voudrez, vous êtes libres ; tant mieux s'il ne vous fait pas de mal ; mais prôner son usage, atténuer ou nier les accidents qui peuvent en être la suite, c'est une erreur des plus graves, et j'ai fait tous mes efforts pour vous le démontrer.

Terminons maintenant cette discussion en répondant à une thèse émise tout récemment en faveur du tabac.

Il y a deux ans à peine, un médecin a osé proposer d'introduire d'office dans les maisons d'éducation l'usage de fumer, comme mesure salutaire et conservatrice des mœurs de la jeunesse française. C'était devant l'Académie des sciences, qui, bien entendu, pour toute réponse, passa à l'ordre du jour.

Eh quoi, Messieurs, pour conserver les mœurs de la jeunesse, on serait obligé d'infiltrer quotidiennement dans ses veines un poison lentement homicide, poison de l'intelligence, poison du cœur et de la vie animale

et végétative ! Quelle est donc cette médecine grossiè-
rement matérialiste qui n'a d'autre moyen moralisateur
qu'un procédé d'énervation ? Ce sont là les tristes résultats d'un enseignement médical sceptique et hostile
à toute philosophie spiritualiste. Quant à moi, je pro-
teste et me crois obligé de vous donner la contre-
partie de cette doctrine monstrueuse.

Il est écrit quelque part que, lorsque l'esprit impur
s'assied au cœur de l'homme, cet esprit ne peut être
combattu que par le jeûne et la prière. Oui, le jeune
homme, pour être chaste, doit jeûner et prier.

Il faut qu'il jeûne dans son corps en le respectant,
en l'endurcissant à la fatigue physique et en le privant
des boissons excitantes ; il faut qu'il jeûne dans ses
yeux en veillant sur tous ses regards ; il faut qu'il jeûne
dans son esprit, en garant son intelligence de la pensée
impure et de toute littérature immorale ; il faut encore
qu'il jeûne dans son cœur, en le fermant à des affections dangereuses ou coupables. Et pour accomplir
toutes ces choses si difficiles, il faut en outre qu'il prie ;
car il n'y a que la force mystique qui puisse le gratifier
de cette puissance surnaturelle qui lui est si nécessaire
et pour combattre et pour triompher. En somme, pour
être chaste, il faut le demander.

Mais où vais-je, Messieurs ?... Il me semble que je
prêche, et qu'au lieu d'une leçon académique, je vous
fais presque un sermon... Eh bien, permettez-moi de
vous le dire, je ne suis pas fâché d'être allé jusque-là ;
car, qu'ai-je à faire ici autre chose que de vous affir-

mer la vérité, et une des plus grandes vérités de l'ordre moral?

Oui, à l'éducation profondément religieuse, à elle seule de pouvoir conserver les mœurs de la jeunesse. Le tabac peut faire des crétins ou d'impuissants eunuques : il ne fera jamais des hommes chastes.

La chasteté chrétienne n'est point une éviration : elle respecte et domine la virilité physique ; elle donne, en outre, cette virilité morale qui imprime au visage du jeune homme privilégié un cachet unique et indéfinissable : ces lignes fortes et pures où la fraîcheur de la chasteté se marie à la magie de la virilité, ce je ne sais quoi qui échappe à toute description, et qui n'échappe pas à un œil exercé, vous le chercheriez en vain sur le visage du jeune fumeur de profession. Sur ses traits ternes et apâlis, on voit comme quelque chose de flétri et de contaminé; il semble que le jeune homme a été touché et frappé au cœur. On découvre déjà, dans l'expression de sa physionomie, les signes du vice solitaire ou associé; et, pour le dire en un mot, la précocité de la pipe ou du cigare n'amène que trop souvent la débauche précoce; et quand, dans un instant, nous étudierons à fond l'influence du tabac sur la société, vous comprendrez mieux encore que cet agent prétendu moralisateur est, au contraire, un des agents les plus démoralisateurs des temps modernes.

## II.

Qu'est-ce qui pousse l'homme, Messieurs, à user tous les jours de poisons ou de substances nuisibles, au détriment de sa santé physique et morale, au péril de sa vie même?

Il y a aujourd'hui par le monde des centaines de millions d'individus qui répètent quotidiennement cet expériment dangereux. Les uns fument l'opium, d'autres mâchent le bétel et avalent le haschich ou chanvre enivrant, et le reste, en quantité innombrable, se livre avec fureur à l'usage du tabac et des boissons alcooliques (1).

Peut-on dire qu'il y a là un besoin instinctif? Ce serait expliquer le fait par le fait, et d'ailleurs notre propre instinct nous dit en un sens tout le contraire, puisque personne n'a fumé de tabac ou d'opium, et bu de l'eau-de-vie pour la première fois sans éprouver de l'aversion et du dégoût.

Sans doute les habitudes dangereuses se propagent surtout par la mode et l'imitation, mais cela ne suffit pas pour donner la raison essentielle de ces abus.

Le besoin de notre nature, a dit un auteur, est d'é-

(1) Selon Johnson, il y a environ 800 millions d'hommes qui usent du tabac, 400 millions qui fument l'opium, 2 ou 3 millions pour le chanvre ou le haschich, 100 millions pour le bétel et 10 millions pour le coca.

Il faut ajouter à cela, pour compléter le tableau, le café, le thé et les boissons alcooliques, dont l'usage universel engendre une foule d'abus, et par conséquent de maladies.

prouver des sensations et d'occuper nos sens. Pour les spiritualistes, éprouver des sensations ou occuper nos sens, c'est mettre l'âme en mouvement ou en action; pour les matérialistes, c'est mettre les organes dans un état d'activité inaccoutumée. Il suffit en effet de re- marquer que plus l'usage d'une chose occupera de sens, plus elle aura de chances pour réussir. S'il nous était donné d'en trouver une qui pût occuper les cinq sens, ou même quatre de nos sens, nous pourrions prédire que cette chose détournerait l'usage du tabac, à la con- dition, bien entendu, qu'elle ne ferait que les occuper sans les altérer. Or, remarquons que le tabac est peut- être la seule substance qui puisse à la fois, sous forme de fumée, occuper trois de nos sens, savoir : le goût, l'odorat et la vue; que, sous forme de poudre, elle peut occuper l'odorat et la vue ; que, sous forme de masticatoire, elle n'occupe que le goût, et l'on com- prendra pourquoi le nombre d'individus qui forme cha- cune des catégories d'hommes qui font usage du tabac, est en rapport avec les sens qui sont mis en action, de telle sorte que, pour un chiqueur, il y a au moins deux priseurs et trois fumeurs.

Pour le fumeur, le plaisir des yeux entre pour la plus grande part dans la somme des sensations qu'il éprouve; au moins assure-t-on que l'on n'a jamais vu fumer d'aveugles de naissance ; on prétend même que les fu- meurs qui deviennent aveugles cessent complètement de fumer pour prendre au contraire l'habitude de priser. (Fermond.)

Ce plaisir des yeux est si réel que le véritable fumeur ne veut pas fumer dans les ténèbres; s'il s'éveille pendant la nuit et qu'il veuille satisfaire sa passion habituelle, il allume sa lampe ou sa bougie; il veut jouir par les yeux, et voir tournoyer dans l'air cette fumée qu'il lance de sa bouche en cônes ondulants, ou qui s'élève en spirales du bout du cigare enflammé; et le voilà plongé dans une douce rêverie, et c'est cette rêverie qui a inspiré à un poète le joli sonnet suivant :

Doux charme de ma solitude,
Fumante pipe, ardent fourneau,
Qui purges d'humeurs mon cerveau
Et mon esprit d'inquiétude;

Tabac dont mon âme est ravie,
Lorsque je te vois perdre en l'air
Aussi promptement qu'un éclair,
Je vois l'image de ma vie;

Je remets dans mon souvenir
Ce qu'un jour je dois devenir,
N'étant qu'une cendre animée;

Tout d'un coup je m'aperçoi
Que, courant après ta fumée,
Je me perds aussi bien que toi.

(Victor MABILLE.)

Et au fond, Messieurs, il y a peut-être dans l'usage du tabac si universellement répandu, une raison sérieuse, une raison philosophique : c'est que l'homme

s'ennuie sur cette terre, et il demande à tout ce qui
l'entoure un idéal de bonheur qu'il rêve et qu'il n'a pas.
Son instinct naturel, le souvenir de son origine lui par-
lent incessamment de la félicité qu'il a perdue : c'est un
ange déchu, et voilà pourquoi il veut jouir ; seulement,
il place fort mal ses jouissances. Le tabac, comme l'alcool, comme l'opium, peut passagèrement lui voiler à
lui-même son ennui, mais cet ennui est immortel ; le tabac
peut faire rêver en apparence, et en réalité l'homme n'a
pas rêvé, il a été assoupi et hébété. Je suis loin de nier
cette espèce de jouissance physique recherchée par tous
les fumeurs, mais par derrière se trouve un danger réel
et sérieux. Je ne l'ai que trop démontré pour l'individu.

### III.

Que si un grand nombre échappent aux accidents
causés par le tabac, la société, cet immense individu,
n'y échappe pas pour son compte. Pour elle, le tabac
est un poison social qui se joint à tant d'autres pour la
frapper de langueur et peut-être de mort. Et à ce sujet,
combien d'idées fort justes ont été mises en circulation !
On a dit avec raison que le tabac, en dehors des dangers
pour la santé publique, altère les rapports sociaux,
qu'il détruit le salon français, qu'il porte atteinte à
la moralité, à la dignité, à l'activité et à la politesse
nationales ; on a dit toutes ces choses, et autres encore,

et je craindrais vraiment d'être banal si je me mettais à
développer ces thèses diverses.

Pour mon compte, Messieurs, je ne veux poser devant
vous que cette seule question, qui me frappe entre toutes : — Le tabac, qui fait la fortune du Trésor, fait-il
également la fortune de la société ?

La société a une double fortune, celle du présent et
celle de l'avenir, et voici comment cette double fortune
est lésée gravement par le tabac.

Que si nous enrichissons le trésor, si la seule passion
du tabac alimente dans une proportion extraordinaire
nos revenus publics, cela ne peut exister évidemment
qu'au détriment de nos revenus particuliers ou de l'é-
pargne sociale.

Pour l'ouvrier qui achète au moins ses deux sous de
tabac par jour, c'est une gêne réelle, c'est peut-être une
ruine, une source d'inconduite et de misère; c'est souvent un morceau de pain enlevé à des enfants qui n'en
ont pas.

Et écoutez à ce sujet la leçon que nous a faite un
barbare; ce barbare, c'est Abd-el-Kader, qui résista
pendant plus de quinze ans à nos armes. Il racontait un
jour, dans sa captivité, les détails de son administration : « Le vin et le jeu, disait-il, étaient complètement
interdits dans mon armée. Il en fut de même du tabac,
non pas que le tabac soit précisément défendu par notre
religion ; mais mes soldats étaient pauvres, et je voulais
même les préserver d'une habitude qui devient quelquefois si forte, que l'on a vu des gens laisser leur fa-

mille dans la misère et vendre jusqu'à leurs vêtements pour satisfaire leur passion. »

Ainsi parlait ce barbare de génie. J'ajoute que, pour l'homme riche, le tabac est toujours une dépense sérieuse, souvent une prodigalité ruineuse, et par conséquent une faute, ne fût-ce qu'une insulte à la misère. Beaucoup dépensent en tabac ce qui servirait à nourrir une famille entière; et l'on peut soutenir qu'à tous les étages de la société, le grand fumeur, surtout le fumeur de cigares, arrivé à l'âge de cinquante ans, a déjà mangé sous cette forme une partie notable de la dot de sa fille !

Vous payez tous forcément trois francs de cote personnelle, et vous payez, sans y être forcés, une somme énorme pour votre cote tabagique; car en divisant les 240 millions de francs de la vente actuelle des tabacs entre tous les fumeurs, on arrive à une moyenne probable de cinquante francs par tête.

Cette société qui s'impose de gaîté de cœur une taxe aussi forte, croyez-vous qu'elle constitue son épargne, alors que le luxe va toujours croissant, nous créant sans cesse de nouveaux besoins, convertissant en nécessités de rang et de position ce qui qui n'est au fond que vanité, caprice ou sensualisme? Et si nous assistons aujourd'hui à tant de ruines partielles dans les familles, ne pensez-vous pas que, parmi les causes complexes de toutes ces chutes, le tabac y figure aussi pour son propre compte?

Avec l'augmentation extraordinaire et progressive de

la consommation du tabac depuis trente ans, la société commence à être lésée dans sa fortune présente, mais c'est bien autre chose dans sa fortune d'avenir.

Quelle est-elle cette fortune, sinon toute cette jeunesse, immense noviciat dans lequel la société se recrute incessamment, dépôt de ses plus chères espérances ?

Or, la jeunesse française, il ne faut plus se le dissimuler, s'est mise à fumer aujourd'hui sur toute la ligne, et à cette heure, cette funeste habitude est générale parmi les jeunes gens, commune parmi les adolescents, et même assez fréquente chez les enfants.

Le jeune homme, et à plus forte raison l'enfant (1), est exposé de par le tabac à de plus grands dangers que l'homme adulte. Pour lui, l'immunité est beaucoup plus rare : de là péril et dommage pour sa santé, son intelligence et sa moralité.

Si l'homme fait peut supporter sous conditions une certaine dose du poison, il n'en est pas de même pour l'homme qui est à faire. Sans parler des autres accidents dont ils peuvent être victimes, les jeunes fumeurs

(1) Il y a deux ans à peine, un journal de province, l'*Avranchien*, rapportait le fait suivant : — « Ducey vient d'être le témoin des résultats fâcheux de la détestable habitude que les enfants contractent aujourd'hui de fumer dans un âge beaucoup trop tendre. Encore celui-ci avait-il pour excuse de chercher à calmer une vive souffrance.

» Le 29 décembre, dans la matinée, le jeune Bailleul, âgé d'environ quatorze ans, fut pris d'un violent mal de dents. Pour apaiser la douleur, il eut l'idée d'acheter du tabac. Il se mit à fumer immédiatement, et acheva son paquet de quinze centimes.

» On ne sait si la douleur se passa ; mais bientôt il tomba sans connaissance, et il expira dans la soirée d'une congestion cérébrale. »

se donnent gratuitement des maux d'estomac; ils per-
dent l'appétit, la nutrition se ait mal; et à cet âge où
la croissance rapide exige une nourriture abondante et
réparatrice, ils maigrissent, s'étiolent, et prennent des
teints cachectiques (1).

Et tous ces organismes, ainsi préparés et imbibés de
tabac, deviennent un terrain éminemment favorable à
la germination d'une foule de semences morbides ; ils
donnent pour ainsi dire l'éveil à ces nombreuses maladies héréditaires qui pèsent sur les jeunes hommes, en
vertu du péché d'origine et des péchés de leurs pères;
et si l'on pouvait entrer ici dans les détails, que de
pages à écrire et que de faits à raconter !

Le tabac, qui *éloigne du travail*, rend la jeunesse
inactive et oiseuse, et lui enlève en outre un temps
précieux ; ce poison, qui porte primitivement sur l'intelligence, ne saurait à plus forte raison lui donner cette
intelligence acquise qui ne naît que du travail. Et faut-
il s'étonner de trouver chez les jeunes fumeurs tant de
médiocrités et d'incapacités? Faut-il s'étonner aussi de
l'abaissement du niveau des études, niveau qui baisse
d'autant plus que la fumée des cigares des apprentis
bacheliers s'élève davantage?

(1) Surtout les jeunes gens doivent apporter une grande circonspec-
tion en prenant cette fumée, car son usage trop long et trop fréquent fait
déchoir le cerveau de sa bonne constitution, et le précipite dans une in-
tempérie chaude, laquelle ne se remet que difficilement, d'autant que cet
âge requiert une bénigne humidité pour le raffermissement des forces et
de tout le reste du corps. (NEANDER.)

Et au milieu de tout cela, que devient la moralité ?
Il faut le demander aux pères de famille. Toute cette
jeune société qui fume, à mesure qu'elle grandit, rêve
la fortune sans labeur; elle cherche les amours faciles,
auxquelles elle s'adonne passive et énervée ; elle a peur
du mariage, parce qu'il faudrait se priver, et qu'elle
veut jouir.

Si l'on pouvait calculer tout ce que la jeunesse française perd actuellement de santé, d'intelligence et de
moralité par le tuyau de la pipe ou du cigare, si l'on
pouvait supputer le capital immense qu'elle dissipe en
fumée, on trouverait en fin de compte un chiffre énorme
et désolant.

Et quand le tabac à fumer sera devenu une habitude
universelle, quand hommes et femmes, prêtres et ma-
gistrats, adultes, jeunes hommes et enfants allumeront
tous les jours et plusieurs fois par jour leurs petits four-
neaux tabagiques, qu'adviendra-t-il, je vous le demande, de toute cette société ?

Comment fonctionnera-t-elle dans les sciences et dans
les arts, dans ses administrations multiples, et comment
ses services divers seront-ils assurés ? Elle cherchera des
hommes d'intelligence et d'activité, et leur nombre aura
singulièrement diminué ; elle demandera des hommes
forts et valides, et peut-être qu'elle n'en trouvera pas.
Car, remarquez-le bien, le tabac nous menace d'une
dégénérescence physique : il étiole et énerve le corps, et
quand ces sujets étiolés se reproduiront dans des géné-
rations successives, n'est-il pas à craindre qu'avec ces

abaissements continus (1) nous n'arrivions à des races
abâtardies ?

On dit que la taille humaine tend à diminuer, et il
est possible que la France, dans un temps donné, ne
trouve plus d'hommes à sa taille d'aujourd'hui ; et
pourtant, Messieurs, la France est une nation de grande
taille, et il lui faut des hommes de taille pour qu'elle
conserve le rang qu'elle occupe aujourd'hui à la tête du
monde entier.

Et ne croyez pas, Messieurs, je vous prie, que toutes
ces craintes soient des exagérations et des chimères :
elles ont préoccupé plus d'un penseur.

Les sociétés peuvent être malades par le tabac aussi
bien que les individus. Qui sait si l'Espagne ne lui doit
pas, entre autres causes, de ne plus être la fière Espagne

(1) Je ne vois donc aucune chose qui nous empêche de rapporter à un
trop grand usage du tabac par le nez et par la bouche, la ruine totale de
l'intégrité des corps et des esprits... Et ce malheur ne s'arrête pas sur
les enfumés seuls, mais redonde sur leurs descendants, vu que la constitution et le tempérament des parents se communiquent par droit de nature
aux enfants, et consécutivement les mêmes affections qui en dépendent.
(NEANDER.)

On a même lieu de penser que des monstruosités anatomiques ont pu
être les tristes fruits de conceptions accomplies sous l'influence nico-
tique, aussi bien que de l'ivresse alcoolique, dont on a produit à l'Académie de si remarquables exemples. (JOLLY.)

Je n'hésite pas à dire que, si les jeunes mariés se laissaient entraîner l'un et l'autre à l'habitude quotidienne de fumer, si le mariage
n'avait lieu qu'entre fumeurs des deux sexes, on verrait surgir une race
nouvelle et physiquement inférieure. Une telle expérience est impossible,
attendu qu'un grand nombre de pères ne fument pas, et que cette habitude est excessivement rare chez la femme ; et l'on peut dire, à l'honneur
de nos dames, que c'est à elles qu'est due la conservation de la pureté
de notre race. (RICHARDSON.)

du temps de Charles-Quint, si la cigarette n'a pas été
un instrument actif de l'affaiblissement de cette grande
nation? N'est-il pas probable que le Turc, dont le cime-
terre faisait trembler l'Europe, il y a trois cents ans, a
été amolli, énervé et immobilisé par la plante vénéneuse? La Hollande, si puissante autrefois sur les mers,
qui, la première, fabriqua du tabac pour l'ancien continent, doit peut-être en partie sa décadence à cette
marchandise qui fit sa fortune; on a même dit des
Allemands que, primitivement lourds, ils n'en étaient
pas devenus plus légers en fumant le tabac, et que cette
plante en avait fait un peuple de rêveurs.

Les hommes qui ont étudié la philosophie de l'histoire ont pu assigner à la décadence de la société
païenne des causes bien diverses. Ces mêmes causes
subsistent encore en partie pour les sociétés chrétiennes;
et en outre, depuis trois cents ans, ces mêmes sociétés
ont été demander au monde matériel trois poisons redoutables dont je vous ai déjà parlé, poisons que ne
connaissait pas l'antiquité, et qui sont pour notre
temps une cause sérieuse de décadence physique et
morale.

Et pour ne parler ici que du tabac et de l'alcool,
veuillez remarquer qu'ils se prêtent mutuellement main
forte, que le premier conduit fatalement au second, et
que l'homme du tabac devient facilement l'homme de
l'alcool; et quand je dis tabac, je veux parler du tabac
à fumer, car si le tabac à priser est presque aussi dangereux pour l'individu que le tabac inhalé, il n'en

est pas de même par rapport à la société : cela tient à des différences essentielles.

Le tabac à priser n'occupe en réalité qu'un seul sens ; il rapproche plutôt qu'il n'isole ; il anime la conversation, stimule le travail, réveille les idées et n'absorbe pas un temps précieux. La tabatière a conservé son droit de bourgeoisie au salon et jusque dans l'église ; c'est d'ailleurs une dépense modeste, qui ne mène pas à l'abus des boissons alcooliques.

Le tabac à fumer, qui occupe trois sens, ferme la bouche à l'homme, il l'éloigne du travail et de la conversation. L'hébêtement causé par le tabac inhalé a succédé à la stimulation passagère de la membrane pituitaire, et cet hébêtement s'appelle rêver. L'homme se parque, loin de la famille, dans des fumoirs, des cercles ou des estaminets, et là il se met à fraterniser avec l'alcool. Impôt du temps, de la fortune, du travail, des affections et des relations, cet impôt du tabac est aujourd'hui si lourd qu'il est devenu un malheur social ; la France eût beaucoup moins perdu en continuant de priser, comme elle faisait jadis sous le grand roi, que de se mettre à fumer, comme elle l'a fait en nos temps démocratiques.

Un historien contemporain (1), qui serait un grand historien s'il était toujours véridique et moral, a nommé

(1) Deux nouveaux démons étaient nés : l'alcool et le tabac.
L'alcool arabe, l'eau-de-vie distillée chez nous au treizième siècle, et qui, au seizième, est encore un remède assez cher pour les malades, va se répandre, offrir à tous les tentations de la fausse énergie, la surexcita-

l'alcool et le tabac les deux démons des temps modernes, expression d'autant plus remarquable dans sa
bouche que cet écrivain est hostile à toute idée religieuse.

Je m'empare de cette dénomination, et je dis que le
tabac à fumer est encore plus démon, plus diabolique
que l'*esprit* alcoolique. Remarquez que tous les deux
sont des produits de combustion : on sait que les démons brûlent.

Le démon du tabac a aussi sa Genèse, et voici son
histoire; elle se rattache à celle du serpent du paradis
terrestre, c'est la même filiation.

Au commencement du monde, Lucifer, devenu
l'ange des ténèbres, prit la figure du serpent, emblème
naturel du poison. Il séduisit la première femme en
lui offrant une pomme : de là cette chute célèbre, dont
nous subissons depuis six mille ans la longue et terrible
expiation.

tion barbare, un court moment de furie, la flamme suivie du froid mortel, du vide, de l'aplatissement.

D'autre part, les narcotiques, le pétun ou nicotiane (on l'appelle maintenant le tabac), substitue à la pensée soucieuse l'indifférente rêverie, fait
oublier les maux, mais oublier les remèdes. Il fait onduler la vie, comme
la fumée légère dont la spirale monte et s'évanouit au hasard. Vaine va-
peur où se fond l'homme insouciant de lui-même, des autres, de toute
affection.

Deux ennemis de l'amour, deux démons de la solitude, antipathiques
aux rapprochements sociaux, funestes à la génération. L'homme qui
fume n'a que faire de la femme; son amour, c'est cette fumée où le meil-
leur de lui s'en va....

En vain les femmes de nos jours se sont tristement soumises pour
ramener l'homme à elles. Elles ont subi le tabac et enduré le fumeur,
qui leur est antipathique. Lâche faiblesse et inutile... (MICHELET,
*Henri IV et Richelieu.*)

Quatre mille ans plus tard, le serpent antique a été vaincu par cette fille d'Ève, *pleine de grâce* et de force, qui lui a brisé la tête et l'a foulé aux pieds.

Et le serpent a voulu se venger de cette blessure à jamais immortelle dans l'histoire de la réparation.

Et cet empoisonneur du genre humain a appelé à son secours le poison du tabac; et alors il s'est tourné du côté de l'homme, et, au lieu d'une pomme, il lui a présenté ces petits tisons enflammés qu'on appelle des pipes et des cigares; et l'homme en a pris, et s'est mis à fumer.

Puis le démon moderne a dit à la femme : — Je te vaincrai, car j'ai fait fumer celui qui est la chair de ta chair et les os de tes os, et tes fils imiteront leur père. L'homme ne conversera plus avec toi; je t'isolerai de son amour, j'affaiblirai les liens qui t'unissent à lui, ta dignité de femme ne sera plus respectée. On fera la solitude autour de toi, et, négligée, tu t'ennuieras, et peut-être alors j'aurai bon marché de ton honneur et de ta fidélité. —

Ainsi a parlé le serpent moderne. Telle est l'histoire allégorique du démon du tabac, et je n'ai pas besoin de déchirer le voile assez transparent de cette fiction pour vous faire entrer dans le domaine de la triste réalité.

Donc, Mesdames qui me faites l'honneur de m'écouter, sachez-le bien, vous n'avez pas en un sens d'ennemi plus cruel que le tabac à fumer, puisqu'il vous menace dans votre fortune, dans vos affections, dans votre dignité et jusque dans vos devoirs ; et c'est pour cela qu'il faut qu'il soit posé entre ce démon et vous cette même inimitié qui fut posée entre le serpent antique et la première femme, et c'est à vous maintenant qu'il appartient de lui écraser la tête.

Puisque l'homme du tabac n'a pas le courage de briser cette funeste habitude, il faut sauver l'homme par la femme. Comment s'y prendra-t-elle ? C'est ce que je vais dire en terminant.

Notre siècle, Messieurs, a été témoin d'un grand spectacle. Un simple religieux, catholique anglais, le R. P. Mathews, frappé des ravages que causait chez ses compatriotes l'usage des boissons alcooliques, entreprit de les soustraire à cette funeste et dégradante habitude. L'apôtre parcourut l'Irlande, l'Angleterre, l'Ecosse et même les Etats-Unis, organisant partout des sociétés de tempérance. Le succès du moine franciscain a été vraiment prodigieux, puisqu'il a arraché à l'ivrognerie plusieurs millions d'individus.

Je ne sais si un moine, revêtu de son froc et à la voix puissante, viendra un jour prêcher en France une croisade contre le tabac ; j'en souhaite la venue pour le bien de mon pays.

Mais à défaut de cet homme, dont l'heure natale n'a probablement pas encore sonné, permettez-moi de vous proposer un moyen bien simple d'organiser cette croisade, en mettant à sa tête toutes les jeunes filles qui sont à ce moment l'espérance gracieuse de la patrie.

Je voudrais qu'au jour solennel où la fiancée va définitivement unir sa destinée à celui qu'elle a choisi entre plusieurs, la jeune fille dit au jeune homme :

— Oui, nous allons nous agenouiller aux pieds des autels. L'encens va fumer dans le temple : je sais que tu vas me jurer de n'en brûler d'autre que pour Dieu et pour moi ; mais je veux que tu me jures aussi de ne brûler jamais de cette plante fétide dont usent si souvent tous tes compagnons d'âge ; car, lorsque tu seras mon époux, comment oseras-tu me répéter tes serments avec une bouche horriblement enfumée ? Je ne sache pas que l'amour doive s'entourer de pareils parfums.—

Jeunes filles, tel devrait être votre langage : que si vous m'écoutiez, vous seriez les Jeanne d'Arc du dix-neuvième siècle ; vous nous délivreriez de cet Anglais mercantile et grossier qu'on appelle le tabac ; vous sauveriez nos mœurs de l'espèce de barbarie qui les menace, en les rendant à ces habitudes polies qui ont placé jadis si haut notre société française.

Croyez-moi, vous y êtes intéressées, et comme épouses et comme mères. Usez de toute votre puissance ; rien n'est fort comme l'amour, et votre amour vaut bien un peu de tabac qui s'en va en fumée.

---

Clermont-Ferrand, typographie Mont-Louis, rue Barbançon.

CPSIA information can be obtained
at www.ICGtesting.com
Printed in the USA
BVHW031026130820
586316BV00006B/35